脳血管内治療の基本テクニック

[編集]

堀江 信貴

広島大学大学院
医系科学研究科脳神経外科教授

序 文

　この度，私たちの新しい書籍『脳血管内治療の基本テクニック』をみなさまに
お届けできることを大変うれしく思います．本書は，脳血管内治療という非常に
専門的で重要な分野における基本的な技術と知識を網羅し，臨床現場での実践に
直結する内容を目指して執筆されました．

　脳血管内治療は，近年急速に発展してきた医療技術の一つです．脳卒中や脳動
脈瘤，脳動静脈奇形など，従来は外科手術でしか対応できなかった多くの疾患に
対して，低侵襲で，高い治療効果を発揮するこの治療法は，患者さんの生活の質
を大きく向上させています．その一方で，治療の成功には高度な技術と経験が求
められ，常に最新の知見と技術の習得が不可欠です．

　本書では，これから脳血管内治療を学びはじめる初学者から，すでに実践を行
っている医師まで，幅広い読者を対象に，基本技術の確実な習得をサポートする
ことを目指しています．具体的には，手技の基本原理や解剖学的知識，最新の治
療デバイスの使い方，手術室での具体的な手順やトラブルシューティングなど，
臨床現場で直面するあらゆる状況に対応できる内容を盛り込みました．

　また，本書の執筆にあたっては，多くの専門医の協力を得て，それぞれの分野
における最新の知見や技術を取り入れています．特に，実際の症例を通じた具体
的な解説や，写真やイラストを多用することで，視覚的にも理解しやすい構成と
しました．これにより，読者のみなさまが実際の臨床現場で即戦力として活用で
きるよう，工夫を凝らしています．

　脳血管内治療の分野は，日々新しい技術や知識が生まれ，進化を続けています．
本書が，読者のみなさまの知識の深化と技術の向上に寄与し，ひいては多くの患
者さんの健康と幸福に貢献できることを願っております．そして，これからも脳
血管内治療の発展に向けて，共に学び，成長していけることを期待しています．

　最後に，この書籍の出版にあたり，ご協力いただいた執筆者のみなさま，そし
て関係者のみなさまに深く感謝申し上げます．本書が，脳血管内治療を学ぶすべ
ての医師にとって有益なリソースとなることを心より願っております．

広島大学大学院医系科学研究科
脳神経外科 教授
堀江信貴

Contents

Ⅰ 基本手技

① ›› セットアップ 10
② ›› アプローチ 19
③ ›› 穿刺方法 28
④ ›› 止血方法 35

Ⅱ 疾患別解説

① ›› 血栓回収療法（脳梗塞）
    1. stent retriever 46
    2. aspiration catheter 58
    3. combined technique 67
    4. 後方循環 74

② ›› 脳動脈瘤
    1. コイル塞栓術（シンプル） 79
    2. コイル塞栓術（応用） 88
    3. Flow Diverter 125

③ ›› 頭蓋内ステント留置術（頭蓋内血管狭窄） 136
④ ›› 頚動脈ステント留置術（頭蓋外血管狭窄） 149
⑤ ›› 脳動静脈奇形（AVM） 160
⑥ ›› 脳腫瘍塞栓 170
⑦ ›› 脊椎脊髄シャント疾患 181

III デバイスの特性と選択

脳血管内治療に用いられるデバイスの
基本的な特性とデバイス選択に関する考え方 …………… 196

IV 合併症の対応

"予測" と "対策" ………… 208

V やってはいけない手技

正しい方策を学び，先人の知恵を活用する ……………… 218

VI 血管内治療のトレーニング

❶ ›› 知識，技術，責任を主眼とした
脳血管内治療医の育成 ……………………………… 226

❷ ›› 東京慈恵会医科大学脳神経外科での
血管内治療トレーニング
：フェローシップ制度と医工連携の活用 …………………… 231

❸ ›› 兵庫医科大学脳神経外科での
血管内治療トレーニング
：体外でのトレーニングと実臨床でのトレーニングを組み合わせる ····· 239

序文 ………………………………………… 3
編集・執筆者一覧 ……………………………… 6
索引 ………………………………………… 245

編集・執筆者一覧

編集

堀江信貴 広島大学大学院 医系科学研究科脳神経外科

Ⅰ 基本手技

❶ ›› 藤田淳太郎
岡山大学 脳神経外科

杉生憲志
岡山大学 脳神経外科

❷ ›› 磯﨑 潤
虎の門病院 脳卒中センター／脳神経血管内治療科

鶴田和太郎
虎の門病院 脳卒中センター／脳神経血管内治療科

❸ ›› 池堂太一
京都大学医学部附属病院 脳神経外科

❹ ›› 原 健司
広島大学大学院 医系科学研究科脳神経外科

石井大造
広島大学大学院 医系科学研究科脳神経外科

堀江信貴
広島大学大学院 医系科学研究科脳神経外科

Ⅱ 疾患別解説

❶ ›› 1. 坂本 誠
鳥取大学 脳神経外科

中島定男
鳥取大学 脳神経外科

宇野哲史
鳥取大学 脳神経外科

2. 山上 宏
筑波大学 医学医療系脳卒中予防・治療学

3. 榎本由貴子
岐阜大学 脳神経外科

4. 中山禎理
昭和大学藤が丘病院 脳神経外科

津本智幸
昭和大学藤が丘病院 脳神経外科

❷ ›› 1. 今村博敏
国立循環器病研究センター 脳神経外科

2. 川端修平
大阪医療センター 脳神経外科

藤中俊之
大阪医療センター 脳神経外科

3. 寺西功輔
新百合ヶ丘総合病院 脳神経外科

大石英則
東京慈恵会医科大学 脳神経外科

❸ ›› 西堀正洋
名古屋大学 脳神経外科

泉 孝嗣
名古屋大学 脳神経外科

❹ ›› 渋谷航平
新潟大学脳研究所 脳神経外科

長谷川 仁
新潟大学脳研究所 脳神経外科

❺ ›› 針生新也
広南病院 血管内脳神経外科

坂田洋之
広南病院 血管内脳神経外科／脳神経外科

松本康史
東北大学病院 脳神経外科

❻ ›› 竹下 翔
福岡大学筑紫病院 脳神経内科

岡 雄太
福岡大学筑紫病院 脳神経外科・脳卒中センター

安部 洋
福岡大学病院 脳神経外科

東 登志夫
福岡大学筑紫病院 脳神経外科・脳卒中センター

7 ›› **佐藤慎祐**
聖路加国際病院 脳神経外科／神経血管内治療科

新見康成
聖路加国際病院 神経血管内治療科

III デバイスの特性と選択

西 秀久
京都大学 脳神経外科

石井 暁
京都大学 脳神経外科

IV 合併症の対応

寺田友昭
昭和大学横浜市北部病院 脳神経外科／脳血管センター

黒川 暢
産業医科大学 脳卒中血管内科

V やってはいけない手技

宮地 茂
愛知医科大学 脳神経外科

VI 血管内治療のトレーニング

1 ›› **佐藤 徹**
近畿大学病院 脳神経外科／脳卒中センター

2 ›› **加藤直樹**
東京慈恵会医科大学 脳神経外科

長山剛太
東京慈恵会医科大学 脳神経外科

府賀道康
東京慈恵会医科大学 脳神経外科

藤村宗一郎
東京理科大学 工学部 機械工学科／
東京慈恵会医科大学 総合医科学研究センター
先端医療情報技術研究部

佐野 透
東京慈恵会医科大学 脳神経外科

石川耕平
東京慈恵会医科大学 脳神経外科

榎本弘幸
東京慈恵会医科大学 脳神経外科

畑岡峻介
東京慈恵会医科大学 脳神経外科

菅 一成
東京慈恵会医科大学 脳神経外科

石橋敏寛
東京慈恵会医科大学 脳神経外科

村山雄一
東京慈恵会医科大学 脳神経外科

3 ›› **白川 学**
兵庫医科大学 脳神経外科

吉村紳一
兵庫医科大学 脳神経外科

基本手技

| 基本手技

❶ ≫ セットアップ

藤田淳太郎　岡山大学 脳神経外科
杉生憲志　　岡山大学 脳神経外科

POINT

≫「Angio suite はワンダーランド」自分たちのチーム全員が
最大限の力を発揮できる場を作る.

≫「放射線防護にこだわる」患者・医療者の被曝低減を
徹底的に行う.

≫「まずはフィールドから」無血術野を心がけ, 術者にも患者にも
快適な環境を作る.

≫「整理整頓」デバイスは常に同じ位置に配置し,
チームでのルーティンをチームで作り共有する.

≫「神は細部に宿る」細かいこだわりが手技を成功に導く.
細部の積み重ねが伝統となり, チームの力となる.

DSA 室 (angio suite)

通常の臨床医として, DSA 室の設計・設置にかかわることは少ないと思われるが, 可能な限りよい (メンバーが働きやすい, 力を発揮できる) 環境をセットアップすることが重要である. DSA 室では全身麻酔や各種緊急処置が必要となる可能性があり, 一定の広さを確保した angio suite が望ましい. また, 手術室に設置するハイブリッド型も有用であるが, 器材が多岐にわたり, その配置も複雑となるため, 特別な注意が必要となる.

脳血管用 DSA は, バイプレーンが基本で, 側面管球を術者側 (患者の右) に配置するか, その逆にするかを設置の際に決めなければならないが, 術者被曝は散乱線が主であることから, 術者の対側 (患者の左) にするのが一般的である. 主・副モニター, 造影剤自動注入器, 放射線防護板, 照明器具などの配置も, 天吊り or 床置きを含めて機能的なレイアウトが望ましい. 当院でのレイアウトを実例として示す (図1-3).

放射線防護

放射線防護板は術者のみならず, 麻酔科医・看護師など, メディカルスタッフ用にも準備しておくとよい. 放射線防護の三原則 (時間, 距離, 遮蔽) に則って, 患者・術者を含む医療者の被曝低減を徹底的に行う. 防護シールドとして, 床置きの大型防護板 (L 字型, 図4A), 患者寝台の下で足元のいわゆるエプロン型 (図4A), 天吊りで上方をカーバーする小型の防護板 (四角形:図1②), 看護師・麻酔医専用の床置き防護板 (図4B) を使用している.

また, DSA 撮影の際には自動注入器を用いて, 全員室外に退避, ドアは閉めて行うのが原則である.

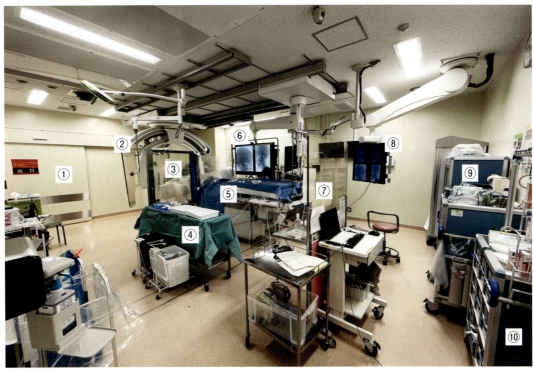

図1 岡山大学病院 IVR センター Room1（脳血管用 DSA 室）
①患者搬入口．②小型天吊り放射線防護板．③大型床置き放射線防護板．④器材テーブル．⑤患者寝台と手術台．⑥主モニター（天吊り）．⑦看護師用防護板とテーブル．⑧副モニター（天吊り）．⑨各種整理棚，⑩救急カート．

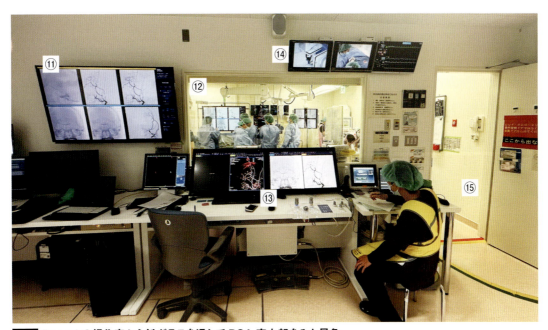

図2 Room1 の操作室から鉛ガラスを通して DSA 室内部をみた景色
⑪主モニターと同じ操作室モニター．⑫鉛ガラス．⑬メインコンソールと操作モニター．⑭術者手元モニター．⑮出入り口．

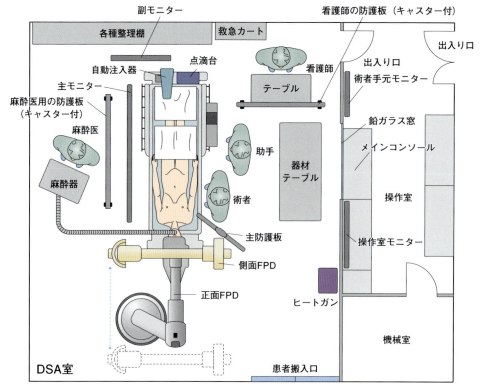

図3 Angio suite のレイアウト

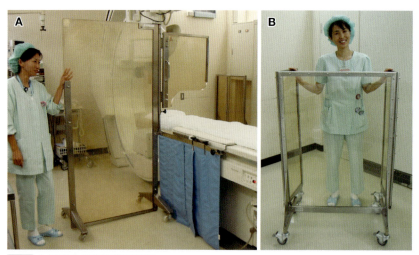

図4 各種床置き放射線防護板
A：L字型の大型床置き防護板（キャスター付）．
　患者頭部と術者の間に配置する．患者寝台横下のエプロン型（青色）のシールドもみえる．
B：麻酔医用の防護板（キャスター付き）．

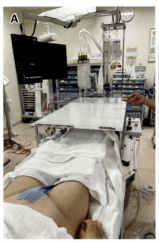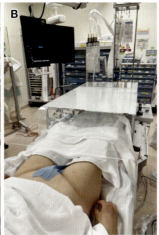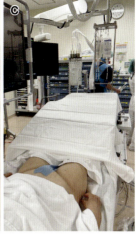

図5 手術台
約30 cm高・120 cm長の水平部から，患者大腿部に向けてアクリル板を斜めに配置する．
A：アクリル板を上方から患者大腿の上に置く（B：タオルで十分なクッションをつくる）．
C：防水シートで覆う．この後，清潔敷布をかける．

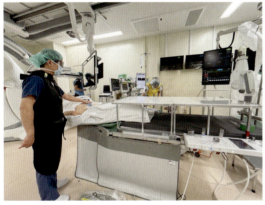

図6 手術台を横からみた手術台
術者が大腿部触知中．同部から斜めにアクリル板，さらに高さ30 cmの水平部へと続く．

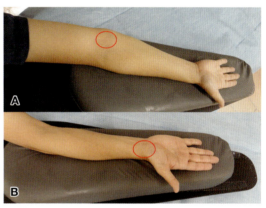

図7 右上肢穿刺用の手台
A：肘動脈．B：橈骨動脈．

手術台

　患者身体に触れることなく，両手とデバイスを台の上に置き，安定した手技・操作が可能になるように，仰臥位の患者の足元上に手術台を準備することが推奨される．穿刺部から台にかけて，できる限り段差ができないように工夫をする．一方で，台と患者身体との接触は，褥瘡のリスクとなるので配慮が必要である．当院では特製の手術台を作成し，大腿とアクリル板の間にクッションを挟み，爪先と手術台の接触は特に注意している (図5，6)．

　大腿からのアプローチの場合，術者の操作の妨げにならないように，右上肢を体側に沿わせて（「気を付け」の状態）検査台から落ちないように固定するが，上肢からのアプローチの場合は，右上肢でのカテーテル操作がしやすくなるように，上肢を載せる台を設置し，必要に応じて腕を広げるように固定する．上腕動脈穿刺，橈骨動脈穿刺など，穿刺部が斜めにならないよう無理のない範囲で外旋かつ穿刺しやすいように固定する (図7)．

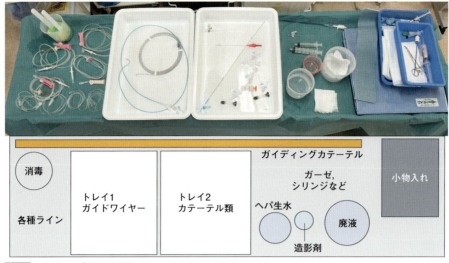

図8 器材テーブルとレイアウト

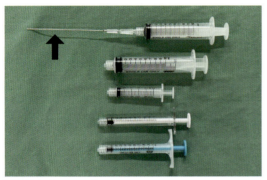

図9 各種シリンジ
Air抜き・洗浄用にガイドワイヤーイントロデューサー（ワイヤーの付属品：矢印）をうまく使用する．

器材テーブル

　血管内治療デバイスの多くは親水性の素材であり，体外で保管中に付着した血液が乾燥して凝固し，塞栓源となり得るので，器材テーブルにはヘパリン添加生理食塩水（ヘパ生水）にデバイスを浸して保管できるようなトレイが必要である．安定した保管のため，器材テーブルは長めのものが推奨される．体内から抜去したカテーテル類は，毎回内腔をヘパ生水でフラッシュして，いつでも再挿入できるようにきれいな状態で保管する．

　手術台と器材テーブルは，無血とはいわないまでも，真っ赤に染まることのないようにきれいな状態で治療にあたることが望ましい．脳神経外科でも上手な術者の術野はきれいである．当院では，逆血が多いコネクターの下に吸水シート（オムツ）を敷いている．

　器材テーブルは常に整理整頓を心掛けて，決まった場所に決まった物品を置くことで，緊急時にも慌てないで済む．器材テーブル上の配置の一例を示す（図8）．

　用途に合わせて，各サイズのシリンジを必要最小限準備しておく（図9）．素早く適切にair抜きをしてシリンジ操作をすべきであり，灌流ライン，各種コネクターや造影剤チューブをシステムに接続する際もきちんとair抜きをする．この際に，シリンジに付けたガイドワイヤーイントロデューサー（ワイヤーの付属品）から生理食塩水で洗浄するとair抜きがはかどる．当院では「造影剤は10 mLシリンジ，ヘパ生水は20 mLシリンジを使用する」と，チーム内で共有・統一している．あるいは造影剤とヘパ生水で，それぞれ使用するシリンジの色を分けるなど，各チームで間違いをなくす工夫をするとよい．

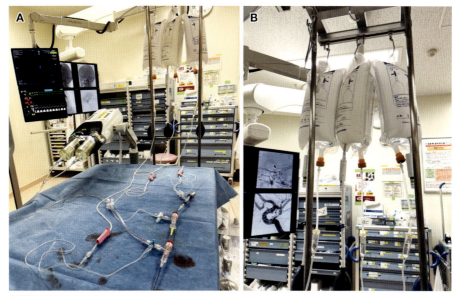

図10 灌流ラインのセットアップ
A：寝台（手術台）後方には造影剤自動注入器と特製の点滴棒を固定.
B：加圧バッグ．ラインにはそれぞれ「シース」「GC」「マイクロ」のシール表示．

加圧灌流ライン

　加圧灌流ラインは，500 mL ないしは 1,000 mL の生理食塩水（ソフトバッグ）にヘパリン 2,000〜5,000 単位程度を加えたヘパ生水を専用の加圧バッグに設置し，フラッシュラインを接続してカテーテルシステムの灌流を行う．気泡混入防止のため，ヘパリン添加の際にソフトバッグ内の air を抜いておく．当院では，滴下が目視できて調節可能な小児用点滴セットを使用し，加圧バッグは特製の点滴棒に束ねて使用している．数が多くなる時はそれぞれのラインに目印をつけて，各ラインの滴下状況を常に目視できるようにしている (図10, 11).

　準備段階でも気泡が入らないように注意を要する．点滴筒を反転させてヘパ生水を貯めてゆっくり戻す (図12)．特に，カテーテルの接続部，エクステンションチューブの接続部，クレンメの部分に気泡が入りやすい．また，点滴芯が液面に接触すると滴下速度が確認できなくなるため，液面の高さに注意する．経験的に無圧下で筒の半分弱に

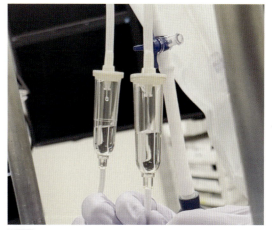

図11 滴下を確認
左は「ポタポタ」とゆっくり，右は線状に速く落ちている．

水を貯めて加圧するとちょうどよい高さになる．持続灌流セットを用いると，気泡混入のリスクはなくなるが，滴下の自由な調整が難しくなる．

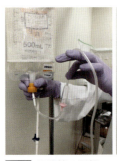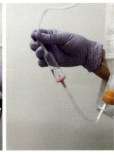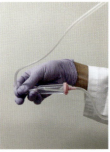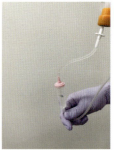

図12 点滴筒の反転
点滴筒を反転させてヘパ生水を半分弱貯めてゆっくり戻す.この後,加圧する.

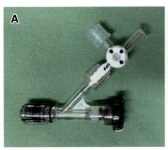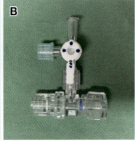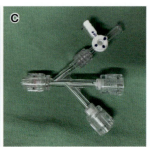

図13 コネクター類
A:Yコネクター.B:Tコネクター.C:トリコネクター.

Yコネクター類

　Yコネクターは必需品であるが,カテーテルの長さを考慮してTコネクターを使用したり,複数のカテーテルを同軸に挿入する際には,トリコネクターを使用する(図13).いずれのコネクターも持続灌流ラインを三方活栓に接続するが,当院では造影を行う場合は"ストレート"に接続するというルールに統一しており,灌流ラインは必然的に"L"字型に接続している.造影を行わないマイクロカテーテルなどのYコネクターは,灌流ラインと直線的に接続し,使わない接続口にはキャップをきちんと閉めておくルールとしている.

　最近では,複数のカテーテルを使用してラインが多数になることが多いが,手術台上で混乱しないように,整然と並べるべきである(図14).

カテーテルシェイプ形成

　当院では,マイクロカテーテルのシェイピングには,ヒートガン(Bosch)を使用している.形成したマンドリルをマイクロカテーテルに挿入した状態で加熱し,ヘパ生水で冷却し,形状を固定する.従来,沸騰させた蒸気によってスチームシェイプを行う方法がとられてきたが,ヒートガンは蒸気と違って100℃以上となるため,過高温に注意が必要である.当院では120℃で,ヒートガン先端から2cm離して形成するようにしている(図15).

　カテーテルによって形状のつきやすさや保持性が異なるため,それぞれのカテーテルの特徴を把握してマンドリルの形状や加熱時間を調整する.また,強い曲げ形状を形成した場合には,体内に長期間待機させると形状が取れてしまうため,使用直前に挿入する,あるいは血管屈曲部などの形成したシェイプに近い形状を保てる位置で待機させる.

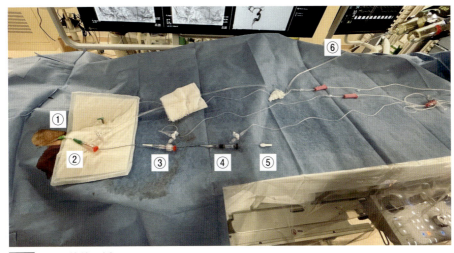

図14 ライン接続の例
①シースイントロデューサー．②ガイディングカテーテルとTコネクター．下に吸水シート（オムツ）を敷いている．③中間カテーテル（DAC）とTコネクター．④マイクロカテーテルとYコネクター．⑤マイクロガイドワイヤーとトルクデバイス．⑥造影剤チューブ（自動注入器から②のTコネクターに接続）．

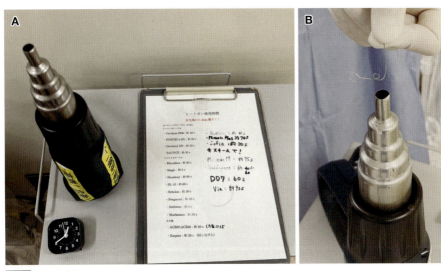

図15 ヒートガン
A：専用台上にセットしたヒートガン．各カテーテルの使用時間メモと秒針付き時計を常備．
B：シェイピングの実際．約2cm離して形成している．

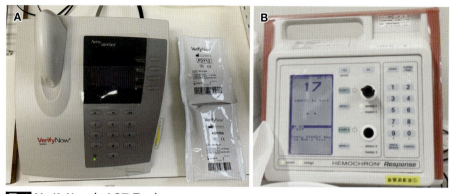

図16 VerifyNow と ACT モニター
A：VerifyNow. B：ACT モニター.

血小板機能測定と ACT

現在の脳血管内治療において，抗血栓療法は欠かせない．血小板機能測定法はいくつか知られているが，VerifyNow（アイ・エル・ジャパン）は代表的な簡易血小板凝集能測定器である（図16）．アスピリンと P2Y12（クロピドグレル，プラスグレル）の測定が可能である．当院では，血管内治療2日前に測定し，効能が不十分であればクロピドグレルをプラスグレルに変更したり，シロスタゾールを追加したりするなどして，血栓塞栓症予防に努めている．

脳血管内治療中は血栓塞栓症を予防するために全身ヘパリン化が行われる．ヘパリンを50〜100単位/kgで静脈内投与し，5分後に活性化凝固時間（activated clotting time：ACT）を測定する．動脈ラインから採血するが，シースから採血する場合にはライン内のヘパリン添加生理食塩水が混入すると数値が大幅に変動してしまうので，シース内腔量以上に逆血させてから採血する．術中は ACT：250〜300秒ないし基準値の2〜3倍を維持し，手技中は1時間ごとに500〜1,000単位を追加投与し，調節する．

まとめ

脳血管内治療におけるセッティングとは，開頭手術の術野づくりに該当する．手術がスムーズに進められるように，可能な限り手技・システムをルーティン化して，チーム内で共通意識をもって治療にあたることが，ひいては合併症低減にもつながると考えている．

施設・術者ごとに様々なスタイル・こだわりがあると思われる．慣習的に行われていることもあるだろうし，上級医の強いこだわりが込められている場合もある（以前の経験や反省が隠れていることもしばしばだろう）ため，それぞれの手技・セッティングに対して，その裏に隠れている上級医の思いを聞いてみると，よりその目的・意図が明確になるだろう．

最後になるが，チーム内で意思統一し，安全・快適な環境を作ることの重要性を強調したい．

文献
1) 杉生憲志 編．改訂2版 脳脊髄血管撮影 超実践マニュアル．メディカ出版，大阪，2021
2) 石井 暁 編，坂井信幸 監修．改訂2版「超」入門 脳血管内治療．メディカ出版，大阪，2018
3) 吉村紳一 編．脳血管内治療 スタート＆スタンダード．メジカルビュー社，東京，2018

基本手技

2 ›› アプローチ

磯﨑 潤 虎の門病院 脳卒中センター/脳神経血管内治療科
鶴田和太郎 虎の門病院 脳卒中センター/脳神経血管内治療科

POINT

›› ガイディングカテーテルの誘導は
脳血管内治療の最も基本的かつ重要な手技の一つである.
›› カテーテル誘導の基本は，分岐部でのカテーテルの安定,
ガイドワイヤー挿入による血管の直線化,
カテーテルの追従である.
›› 誘導難渋例に対するテクニックの引き出しをもっておく.

はじめに

すべての脳血管内治療において，アプローチの選択およびガイディングカテーテルの誘導と安定性は最も基本的かつ重要な要素の一つである.

本稿では，①大腿動脈アプローチの基本，②大腿動脈アプローチ難渋例：シチュエーションごとの対処法，③大腿動脈以外からのアプローチ，④ガイディング誘導後から撮影までの注意点，について述べる.

大腿動脈アプローチの基本

ガイディングカテーテル/インナーカテーテル/ガイドワイヤーの coaxial system とする. システムは必ず安定した操作台上で，まっすぐにして操作する. システムがたわんでいると繊細なコントロールが困難となるうえ，余計な力がかかりジャンプアップや滑落につながる.

誘導時はガイドワイヤーの先端を常に透視下で確認し，横隔膜より尾側では腎動脈や腹腔動脈へのワイヤーの迷入に注意する. 以下，大動脈弓から目的血管へ誘導する際の基本操作について概説する.

カテーテル操作の基本：大動脈弓から目的血管へのガイディングの誘導

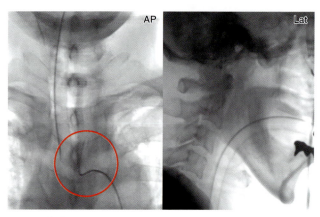

① 分岐部でのカテーテルの安定

正面管球で大動脈弓におけるカテーテルの力の向きや溜まりを，正面/側面両管球でガイドワイヤー先端を確認できる視野を取る．

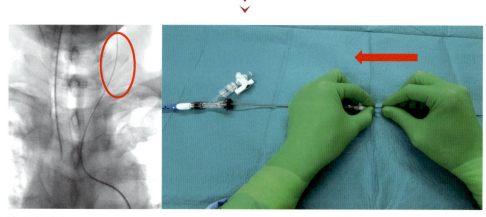

② 血管の直線化

安定したカテーテルをサポートとして，ガイドワイヤーを十分遠位まで挿入する．これによって，システムを安定させつつ，血管を直線化させる．

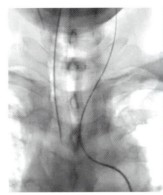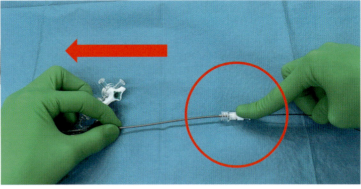

③ インナーカテーテルの誘導

右手の人差し指はインナーカテーテルのハブに置き，ガイドワイヤーとカテーテルの相対関係を右手でコントロールする．ガイドワイヤーにはわずかに引きのテンションをかけながら，左手はガイディングカテーテルのYコネクターを持ち，インナーカテーテルを送る．

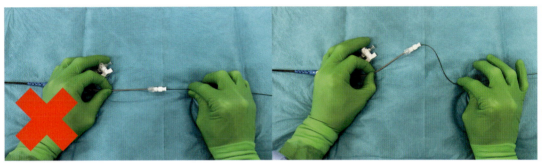

Check! >>

右手でガイドワイヤーとインナーカテーテルの相対関係を把握していない場合，蛇行が強い血管では容易にたわみが生じ，滑落やジャンプアップにつながる．

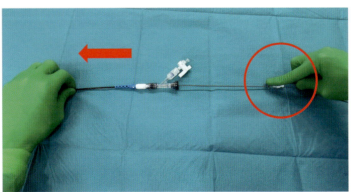

④ ガイディングカテーテルの誘導

右手は③と同様にガイドワイヤーとインナーカテーテルの相対関係を右手で把握しながらテンションをかける．左手はガイディングカテーテルの穿刺部に近いところを持ち進める．

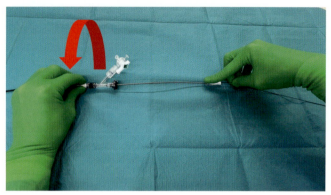

Check! ››

屈曲が強い血管などでは，反時計回り（奥から手前）にゆっくりトルクをかけて押すことで，より推進力が生まれ追従しやすくなる．手元とカテーテル先端の動きに時間差が生じることがあるが，先端にかかる力の溜まりを意識し，じんわりと押し進めることによって，先端が遅れてゆっくりと進み出すようになる．トルクはカテーテルが動いている状態のほうがスムーズに伝わりやすい．停止した状態での過度な回転はカテーテルが捻じれ傷むことがあるため注意する．

大腿動脈アプローチ難渋例：シチュエーションごとの対処法

アプローチには，ガイドワイヤー，インナーカテーテル，ガイディングカテーテルの3つの誘導ステップがあるが，ステップごとに難渋する場合の対処法について概説する．

①ガイドワイヤーの誘導が困難な場合

大動脈弓のタイプや大動脈弓と目的血管の分岐角度によって，カテーテルが安定しないことが要因となることが多い．ガイディングカテーテルを近づけてサポート力を上げることで，インナーカテーテルが安定することがある．Type Ⅲの大動脈弓やBovine typeではカテーテルをシモンズ形状に変更することでカテーテルが安定する（図1）．

②ガイドワイヤーは上がるがインナーカテーテルが追従しない場合

ガイドワイヤーをなるべく遠位まで誘導する．この際血管損傷時のリスクを考慮し，なるべく外頸動脈の遠位を選択する．

そのほかのテクニックを提示する．

●追い越し法

インナーカテーテルを追い越してガイディングカテーテルを先進させて，目的血管に挿入し上向きにすることで，インナーカテーテルが安定して進むようになる．原則はインナーカテーテル先行であり，この方法ではガイディングカテーテルとワイヤー間のledgeが大きくなるため，血管損傷のリスクがあることに留意する．

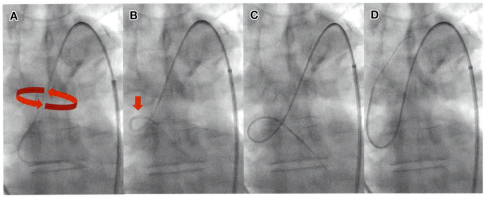

図1 シモンズ形状の作り方：上行大動脈での反転法
A：カテーテルを上行大動脈まで誘導し，ガイドワイヤーはシモンズ形状の近位まで引いた後に捻じる．
B：カテーテルを捻ることでカテーテル先端に図のようなループを作る（矢印）．
C：ガイドワイヤーをカテーテル先端から出るまで挿入する．
D：カテーテルが伸びるとともにシモンズ形状ができる．

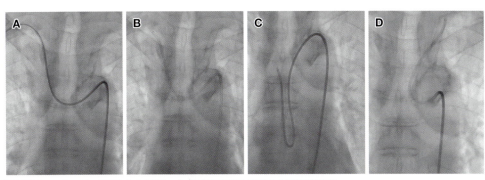

図2 Axcelguide Stiff J の誘導：右鎖骨下動脈で押し戻す形状形成
A：インナーシモンズカテーテルを十分右鎖骨下動脈遠位に誘導する．
B：Stiff J の先端形状部分を追従させたら，ガイドワイヤーとインナーカテーテルを抜去する．
C：Stiff J を押し込んで大動脈弓内に落とすことで，シモンズ形状が形成できる．
D：全体を引きながら目的血管に誘導する．先端で血管壁にストレスをかけないよう注意する．

● Wire compression 法

頚部総頚動脈や浅側頭動脈などにガイドワイヤーを挿入し，体表から血管ごとガイドワイヤーを圧迫しテンションをかけて，カテーテルを追従させる方法である．強い圧迫が必要であり，事前に頚動脈プラークなどのリスクは確認しておく．また，用手圧迫をする助手の被曝量が増加するという点にも注意が必要であり，放射線防護用手袋を適宜使用する．

> **Check!**
>
> 図1B の際にループが同一平面上にあることが重要である．同一平面上にない場合はワイヤーを挿入しても図1A の形状に戻るだけである．この方法のほかにも以下の方法があり，状況に応じて使い分ける必要がある．
> ● 大動脈弁でワイヤーを反転．
> ● 左鎖骨下動脈にガイドワイヤーとカテーテルを入れ，押し込んで形状を作る．
> ● 下行大動脈で反転．
> ● 総腸骨動脈で反転．

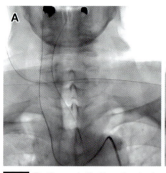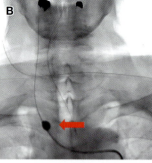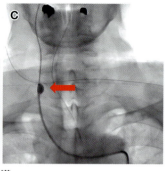

図3 Balloon inflation technique：右ICAへのガイディングの誘導
A：Aorta type 3であり，インナーカテーテルがたわみ追従しない．
B：たわみを取り，バルーンガイディングカテーテルを右総頸動脈起始部まで誘導し，バルーンを拡張させて固定（anchoring）する（矢印）．
C：強いサポートにより十分遠位までインナーカテーテルを上げることができ，引き続いてバルーンをやや縮小させて末梢まで誘導（floating）させる（矢印）．

●シモンズ型ガイディングカテーテルの使用

Axcelguide MSK/Stiff-J（メディキット）：シモンズ形状のガイディングカテーテルであり，安定したガイディングのサポートによりガイドワイヤーやインナーカテーテルを遠位まで送り，これらに追従させることで誘導する（図2）．

Neuro-EBU（Gadelius medical）：折り返し形状がついた硬い構造であり，ガイドワイヤーやインナーカテーテルを遠位まで送ることができる．一方，Neuro-EBU自体は遠位に誘導できないため，ロングワイヤーでのエクスチェンジが必要となる．また，大動脈弓から目的血管を選択する際，十分に愛護的な操作を心掛ける．

> **Check!** >>
>
> ### Transradial approachで使用する場合
>
> 以下のシモンズ形状形成方法があり，状況に応じて使い分ける．
> ● 左鎖骨下動脈に誘導したインナーに追従させた後，押し込んで形状を作る．
> ● 下行大動脈に誘導したインナーに追従させた後，押し込んで形状を作る．
> ● 右総頸動脈に誘導する場合は，大動脈弓を経由せず，十分右外頸動脈遠位に誘導したインナーカテーテルに直接鎖骨下動脈から追従させる．

③インナーカテーテルは上がるがガイディングカテーテルが追従しない場合

インナーカテーテルが遠位まで誘導できていれば，ガイディングカテーテルの誘導は十分可能といえる．ガイドワイヤーをより硬いものに変更して血管を直線化させて，追従性を上げればよい．硬いガイドワイヤーとしてはRadifocus half stiff wireやstiff wire（テルモ），amplatz super stiff（Boston Scientific）があるが，いずれもワイヤーによる血管損傷に十分留意する必要があり，amplatzではカテーテルから出さないようにして使用する．そのほかのテクニックを提示する．

●Balloon inflation floating technique/anchoring technique

バルーン付きガイディングカテーテルの使用時に用いる．ガイディングカテーテルの先端が目的血管に入った段階でバルーンを膨らませることで，順行性血流を受け，末梢に進める方法（floating technique）と，バルーンを膨らませて固定することで，硬いガイドワイヤーやインナーカテーテルを遠位まで誘導でき，その後，バルーンを収縮させてガイディングカテーテルを追従させる方法（anchoring technique）がある（図3）．

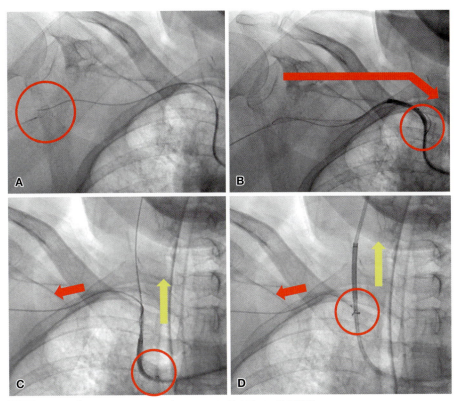

図4 釣り上げ法：Aorta type 3 右ICAへのガイディングの誘導
赤丸：Snare先端の位置．赤矢印：Snareの力の向き．黄矢印：カテーテルの動き．
A：経大腿動脈からのガイドワイヤーを経橈骨動脈からのSnareでつかむ．
B：Snareでつかんだガイドワイヤーにテンションをかけて，インナー/ガイディングカテーテルを鎖骨下動脈に誘導し，Snareでガイディングカテーテルの手元側をつかみなおす．
C：Snareでつかみながらガイディングシステムを腕頭動脈までおろし，ガイドワイヤー/インナーカテーテルを目的血管の遠位まで誘導する．
D：Snareでガイディングカテーテル近位をつかみ，引き上げる動作を繰り返して誘導する．ガイディングカテーテルが上がった後もSnareはテンションをかけて把持しておく．Snareが緩まないようにトルカーをきつく締め，Snareを挿入したマイクロカテーテルごとシース挿入部分をペアンで噛んでおく．

● Goose Neck Snare (Medtronic, Minneapolis) による釣り上げ法

　大腿動脈から右総頚動脈へのアプローチの際，ガイディングカテーテルが上がらない場合に用いることが多い．ほかに，目的血管に深くガイディングカテーテルを挿入できず安定しない場合のサポートとしても非常に有用である．細径や蛇行の強い椎骨動脈経由の治療時に，ガイディングカテーテルを鎖骨下動脈までしか進められない場合や，総頚動脈近位部狭窄症の治療でガイディングカテーテルを深く挿入できない場合などで用いる．左椎骨動脈が目的血管である場合には，左橈骨動脈経由でSnareを誘導する（図4）．

Check! >>
ガイドワイヤーをSnareの輪に通す際は，血管径が比較的小さい鎖骨下動脈遠位で行うとよい．

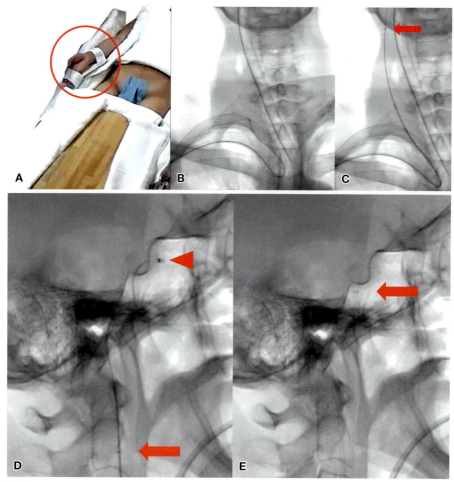

図5 Transradial approach：Aorta type 3 右 ICA へのガイディングの誘導
当院で用いている Rist Radial Access Guiding Catheter（Medtronic）で例示する．
A：当院の経橈骨動脈アプローチのセッティング．操作が平坦かつ安定したところでできるように隙間を埋め，鼠径に切り替えもできるように工夫している．
B：当院ではまず 4 Fr Sheath を留置し，ベラパミルと硝酸イソソルビドを 10 倍希釈したカクテルを動注することで攣縮を回避した後，7 Fr glide sheath（テルモ）に入れ替えている．Rist 誘導用のシモンズ型インナーカテーテル（5.5 Fr SIM2 130 cm）を上行大動脈内でシモンズ形状にし，先端から造影剤を流しながら慎重に目的血管に誘導する．インナーカテーテルは非常に硬いため，十分に愛護的な誘導を心掛ける．
C：Radifocus half-stiff wire を，外頸動脈または内頸動脈遠位に誘導し，Rist ガイディングカテーテルhalf-stiff wire に沿わせて誘導する．インナーカテーテルは非常に硬いため，追従させず，追い越し法でガイディングカテーテルを進める（矢印）．
D：当院では，ASAHI FUBUKI 4.2Fr（朝日インテック）130 cm，および Radifocus stiff wire を軸にRist を頭蓋内内頸動脈まで誘導している．Stiff wire は非常に硬いため，ASAHI FUBUKI 4.2Fr の先端からは出さずに用いる（矢印：Rist 先端，矢頭：ASAHI FUBUKI 4.2Fr 先端）．
E：Rist が内頸動脈 petrous 部の vertical segment まで上がっている（矢印）．

大腿動脈以外からの
アプローチ

これまで提示した方法で目標の血管にアクセスできない場合は，穿刺部位を変更することを考慮する．経大腿動脈アプローチ以外の方法として，以下が挙げられる．

●Transradial/transbrachial approach

大腿動脈アプローチが困難である場合だけでなく，近年は治療後安静の短縮や穿刺部合併症低減という観点から，transradial approach を第一選択とする施設も増えている．循環器領域でのアクセスの変遷を鑑みれば，脳血管領域でもますますこのアプローチが増加していくと思われる(図5).

●直接穿刺法

ほかの方法で頚動脈にカテーテルを留置できない場合に考慮される．経皮的穿刺と頚部に小切開を加えて頚動脈を露出し，視認下に穿刺する方法がある．

ガイディング誘導後：
撮影まで油断大敵

先端形状がついているガイディングカテーテルでは，先端形状と血管走行の向きがズレていると血管壁にストレスが生じ，スパズムなどの原因となる．ガイディングカテーテルを回し，血管走行と向きを合わせるようにする．

ガイドワイヤーおよびインナーカテーテルを抜去する際，ガイディングカテーテルに押しの力が溜まっている場合は，中身を抜いた反作用で先進することがあり，血管壁に当たりスパズムや血管解離を生じる可能性がある．また硬いシステムを軸にガイディングカテーテルを誘導した際は，中身を抜くことで直線化していた血管が戻り，ガイディングカテーテルがたわんで滑落することがある．

撮影する前に，まずガイディングカテーテルからの逆血を確認する．逆血がない場合は，先端が血管壁に当たっているか，ガイディングカテーテル内に血栓が存在する可能性がある．逆血を確認したら本撮影前に少量の造影剤をゆっくり注入し，造影剤の wash out を確認する．注入した造影剤が停滞する場合は，スパズムや kinking，血管解離を生じて順行性の血流が阻害されている可能性がある．

先端が血管壁に当たっておらず，造影剤の wash out が良好であることを確認したら，ガイディングカテーテルの誘導は完了である．

| 基本手技

③ ›› 穿刺方法

池堂太一 京都大学医学部附属病院 脳神経外科

POINT

›› 穿刺部位周囲の血管解剖を知っておく必要がある.
›› 穿刺に関連する出血性合併症, 血管損傷を避けることに努め, 起こった場合の適切な対処法も知っておく必要がある.
›› 安全な穿刺法として超音波エコーガイド下穿刺の手技に習熟する必要がある.

大腿動脈穿刺

大腿動脈穿刺によるアプローチは, 脳血管撮影, 脳血管内治療のいずれにおいても基本の手技である. 治療前日までに, 目的病変へのアクセスをエコー, 造影 CT などで確認しておく.

胸腹部大動脈瘤, 大動脈解離, 下肢動脈閉塞症, 人工血管置換後, shaggy aorta 症候群は, 大腿動脈アプローチのリスクとなり, 必要に応じて別のアプローチや手法を選択する.

大腿動脈穿刺の合併症は, 皮下血腫増大, 穿刺部出血, 血管解離, 穿孔, 偽性動脈瘤, 動静脈瘻, 大腿動脈閉塞, 後腹膜血腫, 腹腔内出血, 大腿神経損傷, 感染などがあり, 全体で 5～7% と報告されている[1,2]. 最も起こりやすい合併症は皮下血腫増大であり, 止血デバイスによって軽減できるとされる. 後腹膜血腫は頻度 0.6% と高くないが, 増大によって出血性ショックに陥るリスクがあり, 注意が必要である[2].

穿刺部合併症を避けるためには, 大腿動脈の血管解剖 (**図1**) が重要である. 穿刺部位の理想は, 大腿鞘に包まれた総大腿動脈本幹であり, 鼠径靭帯を意識して約 2～3 cm 手前側で穿刺を行う. 透視で大腿骨頭下 1/3～1/2 の位置を血管穿刺部位のメルクマールとする方法も有用であるが, 大腿動脈分岐部は 5.5% で骨頭の中点より高位であり, 例外症例もあることを意識する必要がある[3].

大腿深動脈への穿刺は, 大腿鞘に包まれていない点, 背側に大腿骨頭がなく圧迫効果が減弱する点によって皮下血腫形成のリスクとなる. 肥満体型などで表面から大腿動脈が触知し難いケースでは, 早めのエコーガイド下穿刺を考慮する. 大腿動脈の後壁穿刺となった場合や複数回穿刺した場合は, 直後の全身ヘパリン化によって皮下血腫が知らぬ間に増大することがある. 先にバルーンなどのデバイスの準備を優先し, 数分後に全身ヘパリン化を行うなどの配慮が必要である.

シース挿入の際は透視下でシースの先端とともにガイドワイヤー先端位置を確認しながら操作する. 強引なガイドワイヤー操作は, 血管解離や血管攣縮のリスクとなるため避ける必要がある.

深腸骨回旋動脈, 下腹壁動脈, 大腿深動脈, 腹腔動脈分枝へ迷入すると, 全身ヘパリン化の影

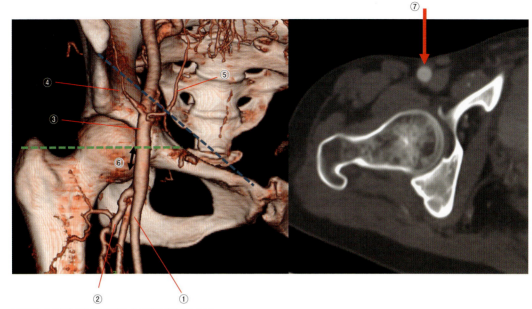

図1 大腿動脈穿刺部位の解剖（造影CT）
①浅大腿動脈．②大腿深動脈．③総大腿動脈．④腸骨回旋動脈．⑤下腹壁動脈．⑥血管穿刺すべき位置．⑦穿刺部位．
青点線：鼠径靱帯の走行．上前腸骨棘－恥骨結節をつなぐ．緑点線：大腿骨頭の中央線．

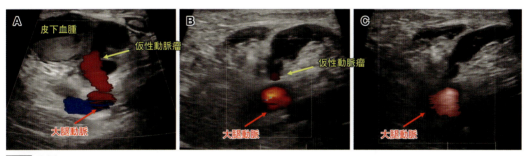

図2 症例1
A：皮下血腫形成後の超音波エコー写真．著明な皮下血腫を認め，大腿動脈から血腫内部へつながる拍動性の仮性動脈瘤を認めた．
B：エコーガイド下にプローブで圧迫止血を行った．仮性動脈瘤は縮小している．
C：再度圧迫を行い，仮性動脈瘤は消失した．

響で，止血に難渋する皮下出血や肝臓腎臓の被膜下出血などの重篤な合併症を引き起こす可能性がある．

血管攣縮が起こった場合は，無理な操作を行わずに待機するか，場合によっては穿刺部位変更を考慮する．

穿刺部合併症例

●症例1（仮性動脈瘤形成）

60代女性．右内頚動脈瘤に対してフローダイバーター留置術を施行した．穿刺部止血に難渋し，著明な皮下血腫を認めた．超音波エコー上，皮下血腫と仮性動脈瘤形成を認め（図2A），エコープローブによる圧迫止血を行った．その後の超音波エコー検査では仮性動脈瘤の消失を認めた

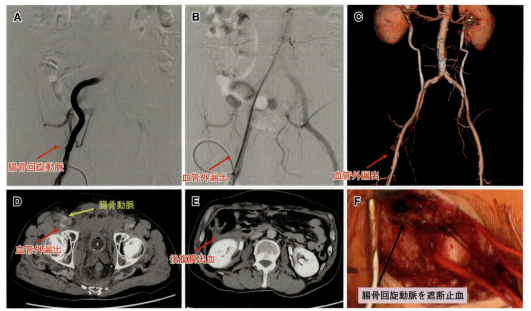

図3 症例2
A：診断血管撮影検査時のシース造影．腸骨回旋動脈が確認できる．
B：血管内治療時のシース造影．腸骨回旋動脈周囲に血管外血液漏出がみられる．
C：腹部造影CT検査．腸骨回旋動脈周囲に血管外血液漏出がみられる．
D，E：腹部造影CT断面図．腸骨動脈周囲に血液漏出を認め，後腹膜血腫を認める．
F：血管外科による止血手術．

(図2B，C)．治療後の強い鼠径部疼痛，または皮下血腫は仮性動脈瘤の典型的な症状であり，超音波エコーによって仮性動脈瘤の形成有無を確認する必要がある．

仮性動脈瘤形成のリスク因子として，8 Fr以上の太いシースサイズ，低位穿刺もしくは高位穿刺，分枝血管への穿刺，不適切な圧迫止血，動脈静脈経路の同時使用，複雑な血管内治療，抗血栓薬の投与，高齢（>65歳），高血圧，肥満，透析患者，動脈石灰化，末梢性動脈疾患が報告されている[4]．

診断には超音波エコーのBモードのみでは仮性動脈瘤と血腫の鑑別が困難である．カラードプラで大腿動脈と交通する拍動性乱流を確認することで，感度94％・特異度97％と診断精度が向上する．

治療の最も簡便な方法は本症例で行ったように，超音波エコーガイド下プローブ圧迫である．

仮性動脈瘤と大腿動脈を同定し，プローブで大腿動脈の血流を残しながら，仮性動脈瘤と大腿動脈からの交通路を圧迫する．圧迫は10分間ずつ繰り返し，通常75％～98％で仮性動脈瘤消失を得ることができる．仮性動脈瘤閉塞までの平均圧迫時間は33分で，その幅は10～120分である．稀ではあるが，血管迷走神経反射，仮性動脈瘤破裂，皮膚壊死，深部静脈血栓症などの合併症が報告されている[4]．エコーガイド下圧迫によって治癒せず，血腫拡大や貧血進行がみられれば外科的介入，もしくは保険適用外使用であるが，仮性動脈瘤へのトロンビン注入やカバードステント留置を考慮する．

● 症例2（後腹膜出血）

60代男性，右内径動脈瘤に対してフローダイバーター留置術を施行した．麻酔覚醒後に血中ヘモグロビン低下と血圧低下がみられた．腹部CT検査にて腸骨回旋動脈からの血液漏出と皮下血

腫，後腹膜出血を認め，後から見直した血管撮影画像でも同部位の血管損傷が疑われた(図3A-E). 原因として，同血管の誤穿刺もしくはガイドワイヤー迷入による血管損傷が疑われた．輸血とエコーガイド下圧迫にて対応したが，膀胱内圧の30 mmHgへの上昇，下大静脈の扁平化，乏尿を認め，腹部コンパートメント症候群の診断で血管外科により止血手術を行う方針となった．手術では腸骨回旋動脈からの出血を認め，ヘモクリップにて止血を行った(図3F). その後，血腫は吸収消退し，結果的には後遺症残存はみられなかった．

後腹膜出血の危険因子は，女性，高体重，止血デバイス使用，特に大腿動脈の高位穿刺が最も関係すると報告されている[5]．後腹膜出血に対する治療法の第一選択は選択的カテーテル塞栓術であるが，本症例ではカテーテル選択が困難であり，血管外科手術によって腸骨回旋動脈が容易に止血可能であったことから直視下の止血術が選択された．

超音波エコーガイド下穿刺

血管内治療において超音波エコーガイド下穿刺によるシース挿入を行った場合，使用しなかった症例に比較し，出血性合併症（22% vs 6%；P＝0.004）や血管損傷（17% vs 6%；P＝0.023）が有意に減少すると報告されている[6]．また，橈骨動脈アプローチを行う場合，穿刺が困難である小児例や肥満体型の患者においても超音波エコーを使用すれば容易に穿刺が可能である．以下に超音波エコーガイド下穿刺手技を行った実際の症例を提示し，手技の詳細を示す．

● 症例3（超音波エコーガイド下穿刺）

70代女性，左巨大頚部内頚動脈瘤に対して左内頚動脈の母血管閉塞術を計画した．事前の脳血管撮影検査にてアクセスルートに問題がないこと，母血管閉塞試験により前交通動脈，後交通動脈を介した側副路が十分であることを確認して

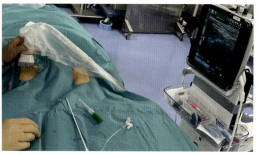

図4 超音波エコーを用いた大腿動脈確認の様子
モニターを術者の前に移動させて，プローブは清潔野で使用できるように清潔カバーをしている．

いた．治療では塞栓用経路として右大腿動脈に8 Frロングシースを，対側右内頚動脈からの撮影用として左大腿動脈に4 Frロングシースを挿入する方針とした．

本症例にて行った超音波エコーガイド下穿刺の手技を以下に示す．

まず，透視下に大腿骨頭の位置を確認し，超音波エコーによって想定穿刺部位の大腿動脈を確認する(図4)．さらに，プローブによる圧迫で静脈のように閉塞しないこと，カラードプラにおける拍動流を確認し，エコープローブの中央に大腿動脈穿刺部位を合わせる(図5)．

血管壁の石灰化が強い場合，同部位への穿刺は血管損傷や出血性合併症につながるため，石灰化を避けた部位に穿刺ターゲットを設定する．

超音波エコー画面をみながらサーフロー針を45°の刺入角で進め，針の先端が目的血管の前壁を貫通する様子を確認する(図6, 7). このとき，サーフロー針内部にも血液の逆流があることを確認する．

目的血管の後壁は貫通しないように注意する．全身ヘパリン化を行う脳血管内治療においては皮下血腫や後腹膜血腫の原因となる可能性があるからである．

サーフロー針内筒を抜去すると，外筒より動脈血が拍動性に流出する(図8)．左手で針の先端が

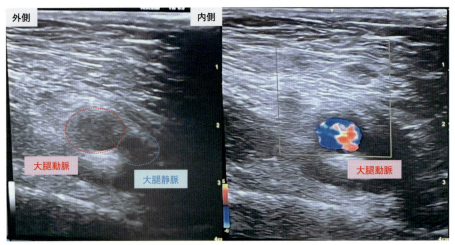

図5 大腿動脈の穿刺部位確認
左：中央に大腿動脈穿刺部位断面が位置するようにする．
右：カラーモードにし，大腿動脈の拍動を確認する．

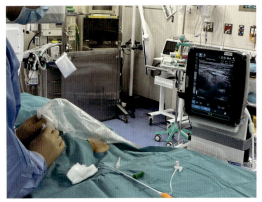

図6 大腿動脈の穿刺時の風景
モニターで穿刺針先端を確認しながら大腿動脈前壁へ進めていく．

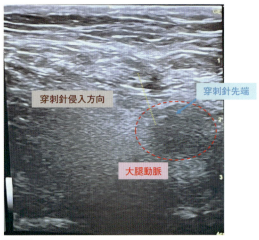

図7 大腿動脈の穿刺時のモニター画面

動かないように固定し，透視下で確認しながらガイドワイヤーを進めていく．もし，動脈血の流出が弱くなる，あるいは動脈血の流出が無くなれば，総大腿動脈本管以外の分枝血管に外筒先端が入っている可能性，もしくは左手での固定が不十分でガイドワイヤー挿入時に外筒先端が血管外に移動した可能性が考えられる．

先端を手前に引き戻し，再度動脈血流出がみられなければ，再度穿刺からやり直す．

抵抗がある状態での無理なガイドワイヤー挿入は，血管解離，皮下出血，腹腔内出血などの重篤な合併症を引き起こす可能性があり，禁忌である．

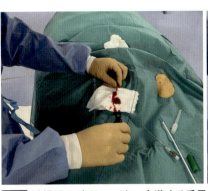
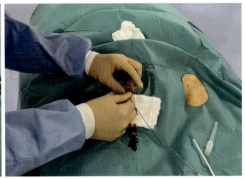

図8 透視下でガイドワイヤーを進める手元
左：穿刺針内筒を抜去すると，外筒より勢いよく動脈血が流出する．
右：外筒の先端が血管外へ移動しないように左手でしっかり固定した状態で，ガイドワイヤーを進めていく．この時，ガイドワイヤー先端を透視下で確認し，誤った血管に迷入しないように注意する．抵抗があれば，ガイドワイヤーを無理に進めてはならない．

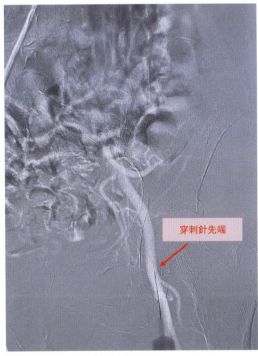

図9 ロードマップガイド下穿刺
ロードマップで血管構造を確認しながら，穿刺が可能である．

ロードマップガイド下穿刺

意外と知られていない穿刺法であるが，ロードマップガイド下穿刺法も併せて紹介する．症例3では両側大腿動脈穿刺を行った．このため右側にシースを挿入した後，シース造影写真をロードマップにし，左側大腿動脈穿刺しガイドワイヤーを進めた．術者の手の被曝には注意が必要であるが，比較的簡便な手法である（図9）．

止血

用手圧迫でも問題はないが5 Fr以上のシースでは止血デバイスの利用も積極的に考慮する．止血デバイスとしては，①非吸収性縫合糸型のPerclose（アボットジャパン），②吸収性局所止血材型のアンジオシール（テルモ），エクソシール（カネカメディックス）がある．Percloseによって機械縫合がうまくいけば，吸収性局所止血材型より血腫形成は少ない印象がある．細い大腿動脈，高度石灰化，分岐部穿刺の場合には止血デバイスを使用せずに用手圧迫を行う．

文献

1) Catapano JS, et al: Complications of femoral versus radial access in neuroendovascular procedures with propensity adjustment. J Neurointerv Surg 12 : 611-5, 2020
2) Oneissi M, et al : Access-Site Complications in Transfemoral Neuroendovascular Procedures : A Systematic Review of Incidence Rates and Management Strategies. Oper Neurosurg (Hagerstown) 19 : 353-63, 2020
3) Schnyder G, et al: Common femoral artery anatomy is influenced by demographics and comorbidity: implications for cardiac and peripheral invasive studies. Catheter Cardiovasc Interv 53 : 289-95, 2001
4) Webber GW, et al : Contemporary management of postcatheterization pseudoaneurysms. Circulation 115 : 2666-74, 2007
5) Ellis SG, et al : Correlates and outcomes of retroperitoneal hemorrhage complicating percutaneous coronary intervention. Catheter Cardiovasc Interv 67 : 541-5, 2006
6) Vincent F, et al : Ultrasound Guidance to Reduce Vascular and Bleeding Complications of Percutaneous Transfemoral Transcatheter Aortic Valve Replacement : A Propensity Score-Matched Comparison. J Am Heart Assoc 9 : e014916, 2020

基本手技

4 >> 止血方法

原 健司 広島大学大学院 医系科学研究科脳神経外科
石井大造 広島大学大学院 医系科学研究科脳神経外科
堀江信貴 広島大学大学院 医系科学研究科脳神経外科

POINT

>> 止血操作は穿刺点を逃さずに持続的な圧迫が求められる.
>> 圧迫帯は用手圧迫と比べて術者の負担を軽減する.
>> 止血デバイスの手順やピットフォールを知っておくことも重要である.

はじめに

カテーテルにおける止血操作は,検査あるいは治療の重要な行程の一つであり,これが無事に終わってはじめて手技が終了することを肝に銘じておく必要がある.穿刺部に止血トラブルを生じた場合は,術後安静を長期化させて患者のQOLを低下させるだけでなく,術後に必要な抗血栓薬の使用を制限する要因となり,時に輸血を要する貧血を来すこともあるため,確実な止血法を取得しておくことは不可欠である.止血方法は,カテーテル径,穿刺部位,抗血栓療法の有無などによって異なるが,ここでは一般的な方法をいくつか紹介する.

用手圧迫法

動脈穿刺に限らず止血法の最も基本となる手技であり,これができることを前提にカテーテルに携わることができるといえる.しかし,穿刺点を的確に圧迫できていないと瞬く間に血腫を形成してしまい,さらに圧迫がしにくくなってしまうため,いかに穿刺点を逃さずに持続的な圧迫ができるかがポイントとなる.

圧迫時間はシースサイズ(Fr)×3分程度が目安だが,抗血栓療法を併用している場合には適宜延長する.また,検査・治療終了後はACT値を確認し,必要に応じて硫酸プロタミンでヘパリンをリバースしてからシースを抜去して止血を行う.

実際の手順（用手圧迫法）

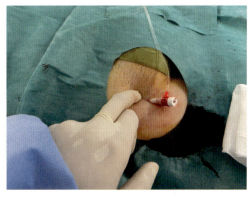

① シースを抜去する前に，あらかじめ血管穿刺部に相当する位置を左手中指で確認する．

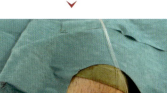

② 中指を中心に示指を皮膚穿刺部に置く．

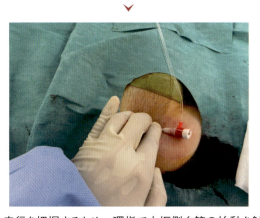

③ 血管の走行を把握するため，環指で中枢側血管の拍動を触知する．

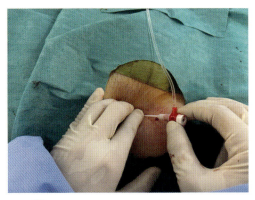

④ シースを抜去して，圧迫をはじめる．

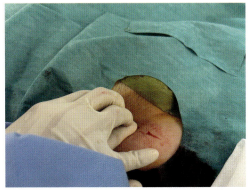

⑤ 右指で左指を上から押さえ込むことで疲労を軽減でき，適度な圧迫を持続的に行うことができる．

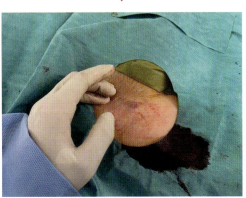

⑥ 徐々に圧迫を弱めて，圧迫終了後に出血や皮下血腫がないことを必ず確認したうえで，枕子圧迫と固定を行う．

表1 本邦で使用可能な圧迫帯のデバイス

商品名	とめ太くん	TRバンド	BLEEDSAFE	Prelude SYNC
メーカー	ゼオンメディカル	テルモ	メディキット	メリットメディカル
適応血管	上腕	橈骨	橈骨 遠位橈骨	遠位橈骨
デバイス写真				

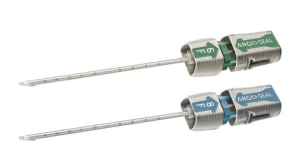

図1 Angioseal

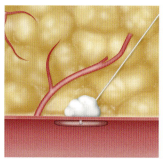

①圧迫帯

経上腕あるいは経橈骨法に際しては，圧迫帯（カフ付きバンド）を使用して止血を行うことができる．用手圧迫と比べて術者の負担を軽減するという点で優れているが，長時間の強い圧迫は皮膚障害や血管閉塞を来す可能性があるため，取り扱い手順に則り，段階的な減圧を行うことが重要である．**表1**に本邦で使用可能なデバイスの一部を紹介するが，使用法については各々の添付文書を参照されたい．

②止血デバイス

脳血管内治療では6 Fr以上の大口径シースを使用することが多く，またステントやフローダイバーターなどのデバイスを使用した際には周術期になんらかの抗血栓療法を要するため，用手圧迫では止血が困難な場合が少なくない．止血のための安静時間の軽減や圧迫止血による末梢循環不全を回避する観点からも止血デバイスを用いた止血が推奨され，その手順やピットフォールを知っておくことも重要である．現在，本邦で使用可能な止血デバイスは次のものが挙げられる．

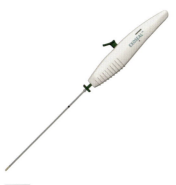

図2 Exsoseal

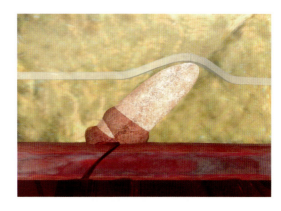

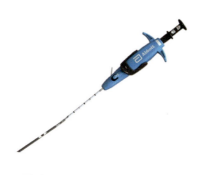

図3 Perclose ProStyle

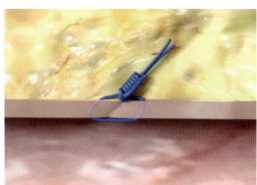

● 吸収性局所止血材

穿刺部の血管壁外側を生体吸収性素材を用いて蓋をするタイプである．

Angioseal（アンジオシール，テルモ，図1）

コラーゲンスポンジを血管壁に挟み込んで止血する．

特徴：手技が簡便，高い止血成功率，全素材（アンカー，スポンジ，スーチャー）が60～90日で生体吸収される．

Exsoseal
（エクソシール，カネカメディックス，図2）

血管外に止血材を留置して蓋をする．

特徴：血管閉塞リスクが低い，石灰化血管にも使用できる，透視不要（病棟でも使用可）．

● 非吸収性縫合糸セット

血管壁を縫合するタイプである．

Perclose ProStyle
（パークローズ プロスタイル，アボットメディカル，図3）

非吸収性の縫合糸を用いて血管壁を直接縫合する．

特徴：安静時間が短縮，やや煩雑だが止血効果が高い，再穿刺までの日数制限なし．

実際の手順 (Perclose ProStyle)

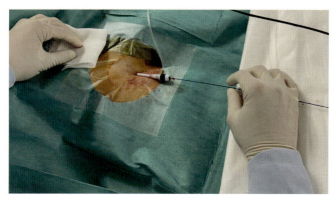

① シース付属ガイドワイヤーを総腸骨動脈分岐前くらいの位置まで挿入する．
　スーチャー留置時に刺入部尾側の皮下組織を一緒に引っ掛けることがあるため，穿刺部のカットは十分に行っておくことが望ましい．

▼
▼

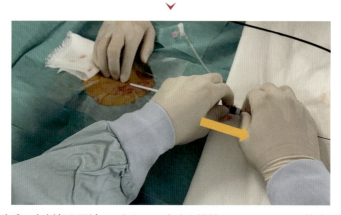

② 助手に穿刺部を圧迫してもらい，止血を維持しつつ，シースを抜去する．

▼

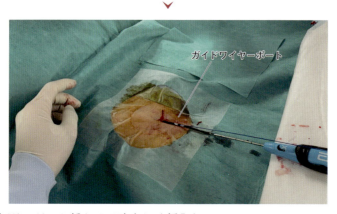

③ ガイドワイヤーに沿わせてデバイスを挿入する．
　ガイドワイヤーポートが皮膚表面を通過する前にガイドワイヤーを抜去する．

▼

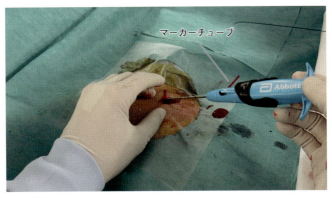

④ マーカーチューブから血液が流出するまで挿入する.

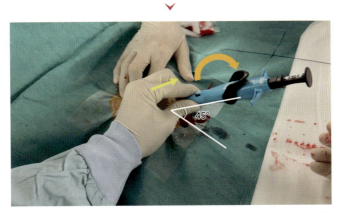

⑤ デバイスを45°の角度に保った状態で左手を固定し, フットを展開する.

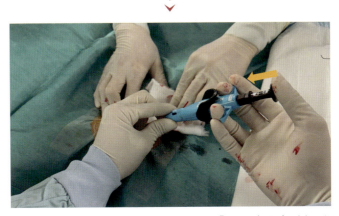

⑥ 左手はやや引きテンションで固定したまま, プランジャーを「カチッ」と音がするまで完全に押し込む.

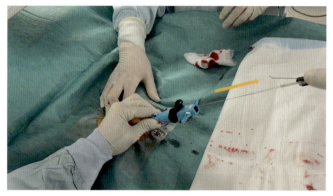

⑦ ニードルを抜去して一緒に引けてきたスーチャーをクイックカットで切断する．

∨

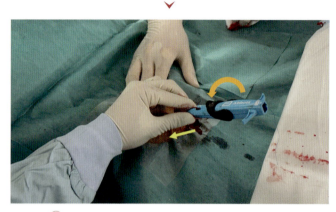

⑧ 左手のテンションを緩めてフットを収納する．

∨

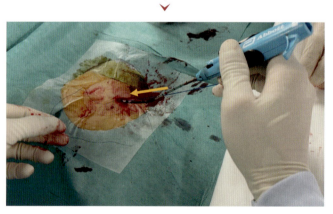

⑨ ガイドワイヤーポートが表面に出るまでデバイスを引き抜き，2本のスーチャーを取り出す．ガイドワイヤーを再挿入してアクセスを残す方法もある．

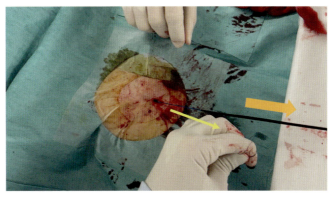

⑩ 軸糸（青く長い方）を引きながらデバイスを完全に抜去する．この際に出血がなければ穿刺部の結紮が正常に行えていると判断されるため，ガイドワイヤーも抜去する．

∨

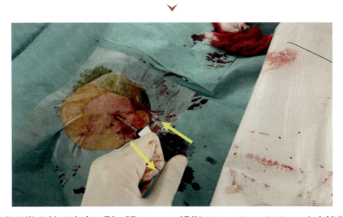

⑪ 左手の示指に軸糸を巻き付け適度に引っ張りつつ，親指でスーチャートリマーを血管壁まで滑り込ませる．軸糸に適度なテンションをかけて，同じテンションだけスーチャートリマーで押さえ込む．これを何度か繰り返すのがポイント．軸糸を強く引きすぎたり，トリマーで血管壁に押し込まないように注意する．

∨

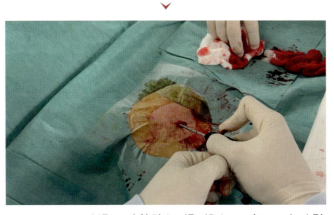

⑫ 両方のスーチャーにトリマーを通して血管壁まで滑り込ませ，赤いレバーを引いて切断する．

II

疾患別解説

疾患別解説

① ›› 血栓回収療法（脳梗塞）
1. stent retriever

坂本 誠　鳥取大学 脳神経外科
中島定男　鳥取大学 脳神経外科
宇野哲史　鳥取大学 脳神経外科

POINT

›› ステントリトリーバー単独での血栓回収は
多数のエビデンスがある標準的治療である[1].

›› 使用器具が少なくシンプルな治療で
初級者が第一にマスターすべき手技であり,
少人数で器具に不慣れなチームでもシンプルな手技で時短になる.

›› 先端に小さな double angle をつけた
ガイドワイヤーを回転しながら先進させて,
ガイドワイヤー先端に J-shape を形成して
マイクロカテーテルを先進させると
穿通枝などの分枝に迷入せず安全である.

›› ステント展開位置が重要であり,
ステント中心から近位側に血栓が位置するように
ステントを展開すべき.

›› Flow restoration の所見から
血栓部位, 狭窄病変の有無をチェックする.

›› ステントの回収は1秒間 2〜4 mm 程度の
ゆっくりとしたスピードで行い,
血栓の取りこぼしや遠位塞栓（ENT）を回避する.

症例紹介

●患者：92 歳，女性.

●既往歴：心臓バイパス手術. 大腿骨頚部骨折. 高齢ではあるが ADL は自立していた. 認知症状もなかった.

●病歴：22 時頃にトイレの前で倒れており，長男がベッドに連れていき様子をみていた. 翌日の正午に長男が様子を見に行ったところ，意識障害を認めたため当院に救急搬送された. 来院時意識障害 JCS-20. 左共同偏視. 右上下肢不全麻痺. NIHSS 26 点.

適応

92 歳と高齢ではあったが，病前の ADL は完全自立であったこと，Vitrea による脳灌流画像では ischemic core は限定的で，かつ広範囲の penumbra 領域を認めたため，機械的血栓回収療法のよい適応であると判断した (図1).

使用器具

● Ultralong sheath 8 Fr/40 cm (Medikit)

● OPTIMO EPD（東海メディカル）8 Fr/90 cm

● ASAHI Silverway Plus（朝日インテック）0.035 inch/150 cm

● COUNT DOWN 6 (Medikit) 6 Fr/130 cm

● Phenom 21（日本メドトロニック）160 cm

● Synchro SELECT Guidewires（日本ストライカー）215 cm

● REACT 68（日本メドトロニック）132 cm

● EmboTrap Ⅲ（ジョンソン・エンド・ジョンソン，セレノバス）6.5 mm/45 mm

● Solitaire X（日本メドトロニック）6 mm/40 mm

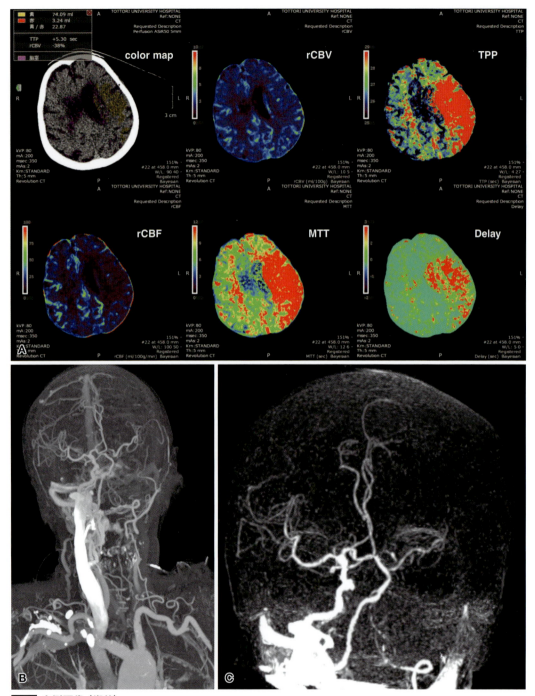

図1 症例画像（術前）
A：脳灌流画像（Vitrea）．左中大脳動脈の灌流領域に強い CBF 低下を認めるも，CBV は比較的保たれており，カラーマップでも大部分が黄色の Penumbra 領域となっていた．
B：3D-CTA 画像で左内頚動脈は起始部から描出不良であった．
C：4D-CTA 画像では前交通動脈を介した側副血行を認めるも，左内頚動脈は順行性には描出されなかった．

実際の治療

心房細動などの不整脈を認めなかったこと，心臓バイパス手術の既往，および術前施行した3D-CTA画像から動脈硬化性病変も疑われ，治療前に胃管を挿入してバイアスピリン200 mgとエフィエント20 mgをloading投与した．

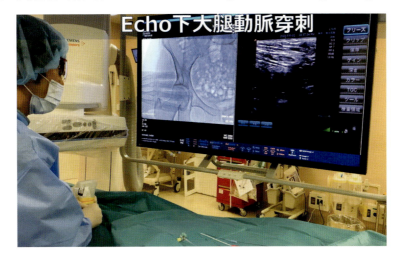

① **エコーガイド下大腿動脈穿刺**

穿刺部の合併症を避けるため，8 Fr 40 cm long sheathをエコーガイド下に挿入した．

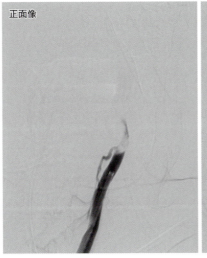
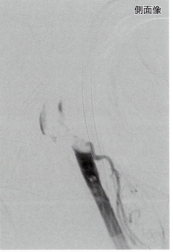

② **総頚動脈造影**

8 Fr OPTIMO EPD (balloon guiding catheter) をCOUNTDOWN 6 (inner catheter) とASAHI Silverway Plus (0.035 inch guidewire) を用いて左総頚動脈動脈まで誘導した．

総頚動脈造影を行うと左総頚動脈で閉塞を認めたが，内頚動脈と外頚動脈も血栓の隙間からわずかに造影された．造影近位部はカニ爪様であり，内頚動脈と外頚動脈の分岐部をまたいだ巨大な血栓が存在すると考えられた．

③React 68 を Synchro SELECT と Phenom 21 を同軸にして総頸動脈まで誘導した．内頸動脈に狭窄が存在する可能性も考えられたため，吸引カテーテル（React 68）は総頸動脈の OPTIMO 内で待機し，まず Phenom 21 を閉塞部を越えて遠位誘導することとした．

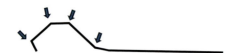
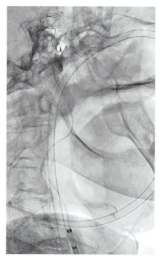

④ **マイクロガイドワイヤーの先端形状**

Synchro SELECT の先端 2 mm を強く曲げて，double angle を形成した．近位側は逆向きにゆるく曲げて，ワイヤー手前とワイヤー先端が同一線上になるようにした．Synchro SELECT を Phenom 21 とともに内頸動脈遠位に誘導した．

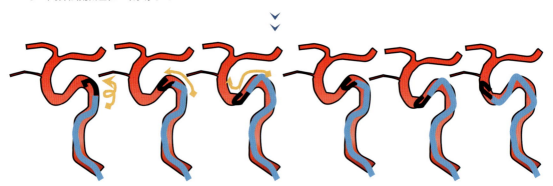

⑤ **マイクロガイドワイヤーを J-shape で遠位に誘導**

Synchro SELECT を血管内で先進させる際には，ワイヤー先端を血管壁の蛇行部に当て，回転しながら先進させるとガイドワイヤー先端が J-shape になりやすい．J-shape はできるだけ小さく，ガイドワイヤーの J とマイクロカテーテル先端の距離を一定に保ちながらマイクロカテーテルごと先進させる．

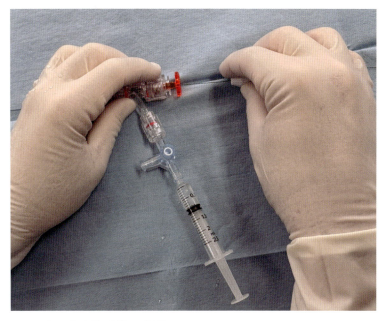

⑥ **マイクロガイドワイヤーを血栓遠位に先進**

Synchro SELECT と Phenom 21 を同時に進めることで血栓遠位に到達した．

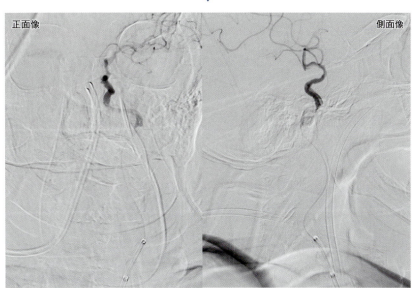

⑦ マイクロカテーテルが先進しにくくなった部位で Phenom 21 から 2.5 mL シリンジで逆血を確認し，血栓遠位にマイクロカテーテルが位置していることを確認した．選択的造影を施行すると，錐体部より遠位側の内頚動脈には閉塞血栓を認めなかった．

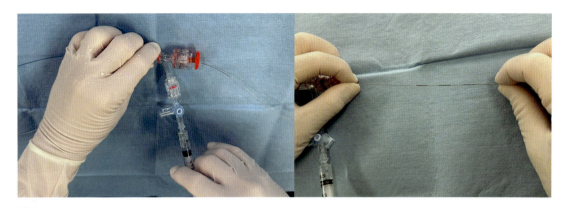

⑧ ステントは EmboTrap Ⅲを用いることとした．マイクロカテーテルにステントのシースを途中まで入れて，生理食塩水でフラッシュして preparation を行い，その後，Y コネクターのハブまでステントのシースを先進させた．フルオロセーバーマーカーが手元に来るまでワイヤーを進めた後，透視下にステントを頭蓋内まで先進させた．

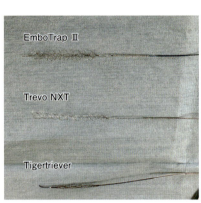
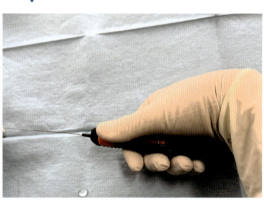

⑨ **本邦で使用可能な各種ステントリトリーバー**

上から順に，segment design の EmboTrap Ⅲ[2]，Closed cell 構造の Trevo NXT（日本ストライカー），ハンドルグリップにより拡張の程度を調整可能な Tigertriever（Rapid Medical）[3]．

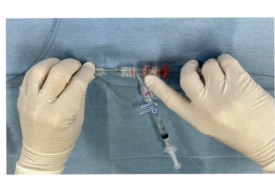
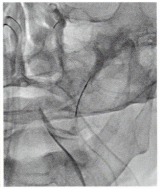

⑩ **EmboTrap Ⅲをステント近位部に血栓が位置するように展開**

ステント展開時には等間隔に設置されたマーカーを視認し、マーカー間の開き加減から血栓性状を予測するとともに狭窄病変の有無を確認する。EmboTrap Ⅲのマーカーはすべて血管壁に沿うように展開しており、ステント展開部に明らかな狭窄を認めなかった。

マーカーの開きが悪く、母血管に狭窄が存在すると考えられる場合、ステント回収時に極めて強い抵抗を感じたら、マイクロカテーテルをリシースしてステントを回収したほうがよい。

本来であればこの時点で撮影を行い、flow restoration を確認するべきであるが、ステントを展開した部位に造影剤が停滞しており、flow restration が得られていないと判断したため造影は行わなかった。ステント展開後、1分待った。

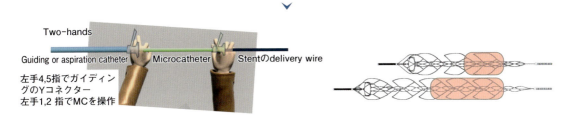

⑪ **ステントの展開操作**

左手でマイクロカテーテルを押し引きしながら、右手の第1指と第3指でワイヤーを押し引きする。第2指はYコネクターに添える。右手は操作台上で操作する。EmboTrap Ⅲを展開するも、造影剤は停滞していた。

⑫ **ワイヤーとカテーテルの操作と血栓に対する適切なステント展開位置**

ステント展開時はマイクロカテーテルを左手で時々軽くpushしながら、右手でステントのワイヤーをpushし、やや system push 気味にステントを展開する。ステントは血栓が中央よりやや近位側に位置するように展開する。

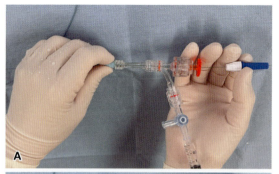
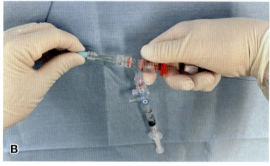

⑬ **ステント展開時のワイヤーとYコネクターの持ち方のバリエーション**

Yコネクターを第5指でホールドし，第1指と第2指でワイヤーを押し引きする（A）．第1指と第2指でYコネクターをホールドし，第4指と第5指および手掌でワイヤーを押し引きする（B）．これら2つの方法では右手が宙に浮いた状態でもワイヤーが操作可能．

⌄

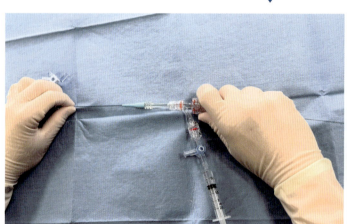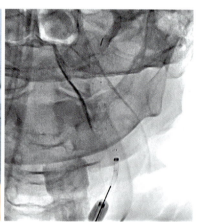

⑭ EmboTrap Ⅲをゆっくり（1秒4mm程度の速度）引き戻した．Phenom 21とEmboTrap Ⅲのワイヤーの位置がずれないようにトルクデバイス装着後に右手でホールドして一塊に回収した．吸引カテーテルはあえて総頸動脈に待機した状態で，吸引カテーテルとバルーンガイディングから吸引しながら血栓回収を行った．以上の操作中は常にBalloon guidingをinflateし，吸引をかけた状態でEmboTrap Ⅲを回収した．

⌄

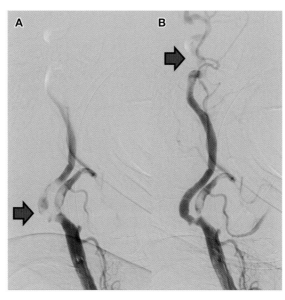

⑮ 血栓回収後に撮影すると，総頚動脈分岐部に血栓が存在していたが（A），撮影による造影剤注入によって内頚動脈錐体部に血栓が遠位塞栓した．

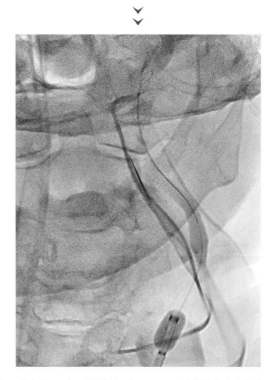

⑯ ただちに balloon guiding を inflate し，再度 lesion cross を行うこととした．回収した EmboTrap Ⅲ は first pass の際に破損しており，EmboTrap Ⅲ の展開時のワイヤープッシュによって破損したと考えられた．直前の撮影で，血栓がサイフォン部手前の狭窄部に引っかかっていることがわかっていたので，Phenom 21 をサイフォン遠位の M1 まで誘導して，Solitaire X を展開することにした．

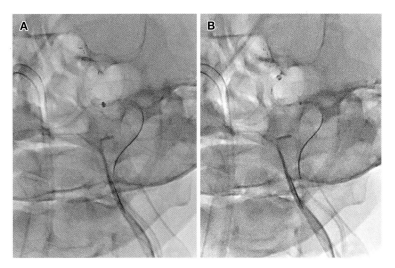

⑰ 2 pass 目の血栓回収

Solitaire X 6.5 mm×40 mm を血栓部位で展開した（A）．REACT 68 を血栓の近位部まで先進後，吸引ポンプに接続し，さらに吸引ポンプへの逆血が止まるまで先進させた．血栓が多量であることがわかっていたため，ステント単独での回収は血栓の取りこぼしによる遠位塞栓が危惧されたため，Solitaire 展開後に血栓近位部まで REACT 68 を誘導してステントと吸引カテーテルで血栓を Pinching する形で一塊として血栓回収を行った[4]．2 pass 目で TICI 3 の再開通が得られた．

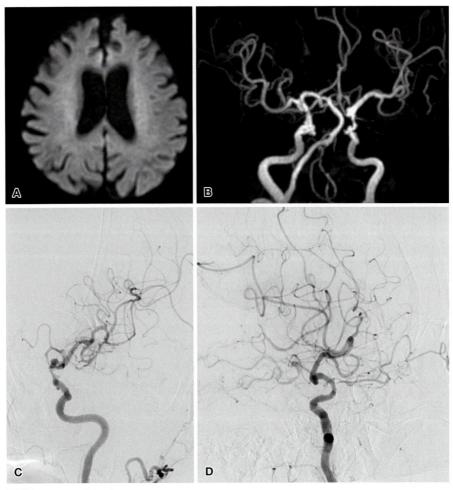

図2 症例画像（術後）
A：拡散強調画像では新たな脳梗塞を認めなかった．
B：MRAで左内頸動脈以遠は完全に再開通していた．
C：脳血管撮影の正面像．D：側面像．TICI 3の完全再開通が得られた．

術後経過

　術後麻痺は速やかに改善し，会話も可能になった．術後のMRI拡散強調では新たな虚血巣を認めず（図2A），MRAでも頭蓋内の血管は完全再開通が得られていた（図2B）．早期に症状は改善し，リハビリテーション目的で転院後，最終的に元のADLに回復し，自宅退院した．

文献

1) Goyal M, et al：Endovascular thrombectomy after large-vessel ischaemic stroke：a meta-analysis of individual patient data from five randomised trials. Lancet 387：1723-31, 2016
2) Kaneko N, et al：Stent retrievers with segmented design improve the efficacy of thrombectomy in tortuous vessels. J Neurointerv Surg 11：119-22, 2019
3) Maus V, et al：Mechanical Thrombectomy in Acute Terminal Internal Carotid Artery Occlusions Using a Large Manually Expandable Stentretriever（Tiger XL Device）：Multicenter Initial Experience. J Clin Med 10：3853, 2021
4) McTaggart RA, et al：Continuous aspiration prior to intracranial vascular embolectomy（CAPTIVE）：a technique which improves outcomes. J Neurointerv Surg 9：1154-9, 2017

疾患別解説

① >> 血栓回収療法（脳梗塞）
2. aspiration catheter

山上 宏　筑波大学 医学医療系脳卒中予防・治療学

POINT

>> アスピレーションカテーテルのみを用いる血栓回収療法として
カテーテルを血栓の近位部に接触させて吸引または
カテーテル先端に吸着させたまま血栓を除去する
contact aspiration が行われる.

>> Contact aspiration では,
吸引カテーテルの誘導時にマイクロガイドワイヤーや
インナーカテーテルをできるだけ閉塞部を越えないように注意し,
血栓の distal migration を防ぐ.

>> 吸引カテーテルの先端は, 血栓の近位端よりも少しだけ進めて,
確実に engage できるように心がける.

>> 吸引カテーテル先端部の軸を閉塞血管の軸に合わせることが
重要である.

症例紹介

●患者：80 歳代, 男性.

●現病歴：15 時が最終健常確認時刻. 18 時 30 分に自室で倒れているところを妻が発見し, 救急要請. 19 時 07 分に受診.

●既往歴：原因不明の脳塞栓症（3 年前）, 肺がん術後（6 年前）, 高血圧, 高コレステロール血症, 甲状腺機能低下症.

●内服薬：バイアスピリン 100 mg, アトルバスタチン 10 mg, イルベサルタン・アムロジピン配合錠, ランソプラゾール, 芍薬甘草湯.

●来院時神経所見： 右向き共同偏視, 左半側空間無視, 構音障害, 左完全片麻痺, 左半身感覚低下を認め, NIHSS 20.

●来院時頭部単純 CT： 右中大脳動脈前方領域に広範な early CT sign を認め, ASPECTS 3（図1）.

適応

　最終健常確認時刻から 4 時間で来院. 頭部単純 CT で広範な early CT sign を認めたため, rt-PA 静注療法は施行せず, ASPECTS 3 点であり, 血栓回収療法の適応と考えられた.

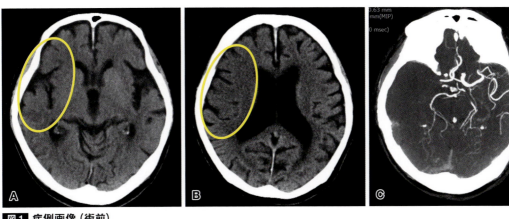

図1 症例画像（術前）
A, B：単純CT. 右中大脳動脈前方領域に広範な early CT sign を認める.
C：頭部CTA. 右内頸動脈閉塞.

使用器具

- ガイディングカテーテル：
  OPTIMO EPD（東海メディカルプロダクツ）9 Fr
- アスピレーションカテーテル：
  AXS Vecta 74（日本ストライカー）
- インナーカテーテル：
  AXS Offset（日本ストライカー）
- マイクロガイドワイヤ：
  Synchro SELECT（日本ストライカー）standard

実際の治療

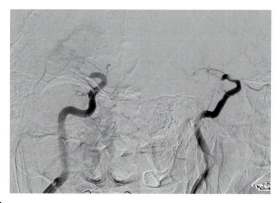

① **右内頚動脈初回造影**

右内頚動脈終末部での閉塞を認める．内頚動脈の高度の屈曲蛇行はなく，サイフォン部もそれほど閉じてはいない．

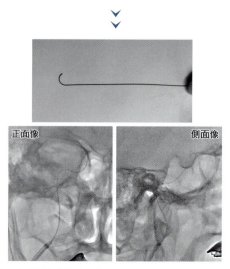

② **アスピレーションカテーテルの誘導（その1）**

筆者は，内頚動脈や中大脳動脈 M1 部閉塞に対する血栓回収療法では，マイクロガイドワイヤーの先端を J-shape にしている．動脈硬化病変や細かい分枝に迷入することなく，容易にワイヤーを進めることが可能である．血管が直線的な部分ではマイクロカテーテル（本症例では AXS Offset）を押すことでワイヤーも進んでいくが，進みが悪くなったらマイクロガイドワイヤーのみを押して先行させる．

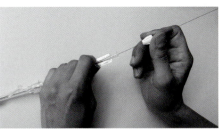

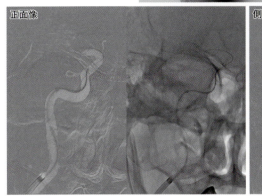 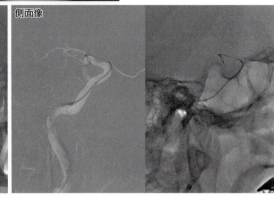

③ **アスピレーションカテーテルの誘導（その2）**

マイクロガイドワイヤは血栓の近位部まで進めたところで保持し，できるだけ血栓を遠位へ押し込まないように注意してマイクロカテーテル（AXS Offset）を追従させる．

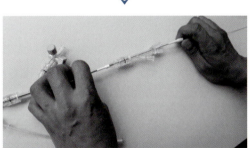

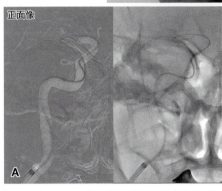 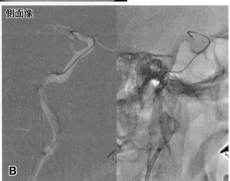

④ **アスピレーションカテーテルの誘導（その3）**

マイクロカテーテル（AXS Offset）も，マイクロガイドワイヤと同様にできるだけ血栓近位部にとどめて血栓を押し込まないように注意する．右手でマイクロカテーテル（AXS Offset）を保持して，左手で滑らせるようにアスピレーションカテーテルを追従させる．

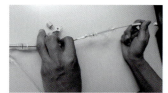

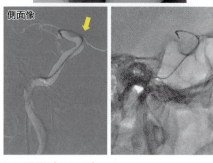

⑤ **アスピレーションカテーテルの誘導（その4）**

眼動脈起始部の ledge effect（矢印）のため，アスピレーションカテーテルが進まなくなってしまった．まずは，マイクロガイドワイヤーとマイクロカテーテル（AXS Offset）を少し引き，たわみを取って，小弯側にルートをとってみる．それでもアスピレーションカテーテルが進まない場合は，できるだけ lesion cross は避けたいため，バルーンガイディングカテーテルのバルーンを拡張させて支持性を高めてみる．それでもアスピレーションカテーテルが進まない場合は，マイクロカテーテルを血栓遠位まで十分に進めて，combined technique へ切り替えたほうがよいと考える．

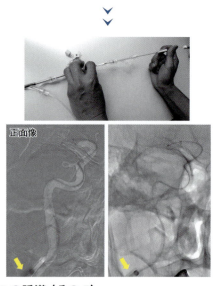

⑥ **アスピレーションカテーテルの誘導（その5）**

バルーンカテーテルを拡張し（矢印），支持性を高めることで，アスピレーションカテーテルを眼動脈起始部から遠位に進めることができた．アスピレーションカテーテルの先端は血栓近位端よりわずかに押し進めて確実にコンタクトさせる．この際，左手でアスピレーションカテーテルを押しながら，右手でマイクロカテーテル（AXS Offset）を少し引くようにすると，アスピレーションカテーテルが進んでいく．

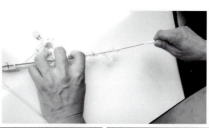

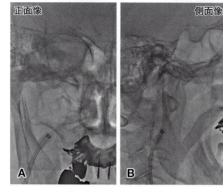

⑦ マイクロガイドワイヤー（AXS Offset）とマイクロガイドワイヤーの抜去

バルーンカテーテルを拡張したまま，マイクロカテーテル（AXS Offset）とマイクロガイドワイヤーを一体で抜去する．この際にアスピレーションカテーテルが進みすぎたり落ちたりしないように，左手で先端位置を調節する．マイクロカテーテル（AXS Offset）が抜去できたら，逆血がないことを確認する．逆血がある場合，先端が血栓にコンタクトできていないことを意味するので，再度マイクロカテーテルを挿入してアスピレーションカテーテルを少し進める．

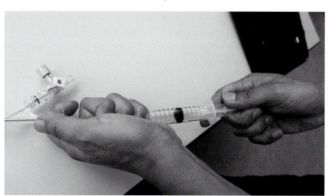

⑧ ロック付きシリンジによる反復吸引

逆血がない場合，10 mL のロック付きシリンジを用いて素早く数回吸引を繰り返すことで，血栓を確実にカテーテル内へ引き込むことができる．

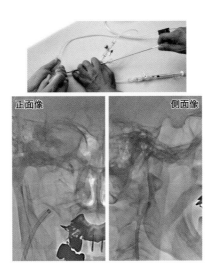

⑨ **アスピレーションカテーテルの回収**

アスピレーションカテーテルに吸引チューブを接続してポンプによる持続吸引を開始．または大きめのシリンジで用手的に陰圧をかけて，60〜90秒程度待機してから，ゆっくりとアスピレーションカテーテルを回収していく．途中で逆血がわずかに認められたら，その位置でいったん停止して，逆血が完全に停止するのを待つ．逆血が止まった状態を維持しながら回収することを意識する．助手はバルーンガイディングカテーテルから吸引し，特にアスピレーションカテーテルの先端がガイディングカテーテルに入る時には強い陰圧をかける．

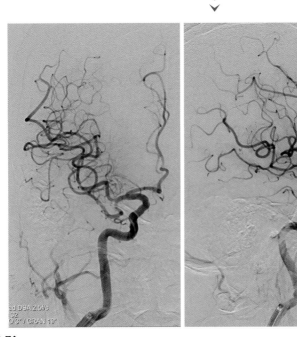
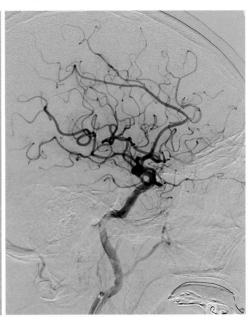

⑩ **最終造影**

本症例では1 passで完全再開通が得られた．再開通できなかった場合，血管とアスピレーションカテーテルの軸が合っていないと判断したら，再度のcontact aspirationを試みるよりもcombined techniqueへ移行したほうがよいと考える．

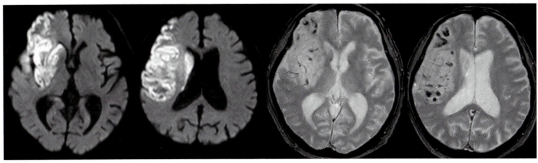

図2 症例画像（術後）

術後の経過

術翌日には，右向き共同偏視と左半側空間無視が消失し，構音障害，左片麻痺，左半身感覚低下は改善，NIHSS 7となった（図2）．

頭部 MRI 拡散強調画像では，来院時の単純 CT で early CT sign を認めた部位に高信号を認め，T2*画像で一部出血性梗塞がみられた．

その後，脳浮腫や出血性梗塞による症状悪化はなく，発症 4 日後に心電図モニターで発作性心房細動が検出されたため，アピキサバンを開始した．発症から約 1 カ月で NIHSS 1（構音障害）まで改善し，回復期病院へ転院．退院時 mRS 3．

まとめ

アスピレーションカテーテルを用いた contact aspiration（CA）は，閉塞血栓の近位部にアスピレーションカテーテルを接触させ，吸引ポンプまたは用手的にシリンジで陰圧をかけて，血栓をカテーテル内に吸引して回収するか，カテーテル先端に血栓を吸着させたまま体外へ抜去して回収する手技である[1]．

本手技は，アスピレーションカテーテルを血栓の近位部へ誘導するだけでよいため，ステントリトリーバー（stent retriever, SR）を用いた血栓回収療法よりも短時間で再開通を得られる利点がある一方で，CA のみで有効再灌流が得られなかった場合は，ほかの機器を用いた rescue therapy が必要となることが多い[2,3]．また，脳底動脈先端部閉塞例においては，アスピレーションカテーテルと脳底動脈の軸が合わせやすいため，CA を第一選択手技とするほうがよいとの報告が多い[4]．

CA は，SR と比して硬い血栓で有効性が高いとされるが，屈曲・蛇行血管では誘導困難な場合があり，アスピレーションカテーテルと閉塞血管の軸が合わない場合には十分な吸引力が得られない．また，アスピレーションカテーテル径と閉塞血管径の比（catheter-to-vessel ratio：CVR）が大きいほど再灌流が得られやすいが[5]，大口径のカテーテルとインナーカテーテルとの口径差が大きいと眼動脈分岐部での ledge effect のために誘導が困難となる[6]．

このような特性を踏まえ，まずアスピレーションカテーテルを誘導する際には，できるだけ径の太いインナーカテーテルを組み合わせるほうがよい．大口径のカテーテルでは AXS Offset のようにテーパリングしているデリバリーアシストカテーテルを用いる方法もある．ただし，近年はアスピレーションカテーテルの誘導性が向上した新規製品が次々と導入されており，ledge effect は軽減されている．

次に，CA で最も重要なのはアスピレーションカテーテルの先端を血栓に十分に接触させることである．そのためにはカテーテルの先端を血栓の近

位端よりも少しだけ進めて誘導する必要がある. また, その際にカテーテルと閉塞血管の軸を合わせるように心がける. ガイディングカテーテルからの造影で血栓の近位端がはっきり分からない場合には, 誘導したアスピレーションカテーテルもしくはインナーカテーテルからゆっくりと造影すると分かりやすくなる場合もある.

誘導できた後は, インナーカテーテルを抜去して逆血がないことを確認してから吸引ポンプあるいはシリンジで陰圧をかける. 血栓が完全に引き込まれない場合は, 吸着した血栓ごとカテーテルをゆっくりと引いて抜去するが, 途中でわずかに逆血が認められた場合にはカテーテルの抜去をいったん止めて再度逆血が完全に止まるのを待つ.

米国では 0.088 inch, 0.090 inch などの超大口径カテーテルや, 0.041 inch, 0.035 inch などの MeVO をターゲットとした小口径カテーテルの導入が進んでおり, 第一選択手技として CA を行うことが増えている.

文献

1) Turk AS, et al : Initial clinical experience with the ADAPT technique : a direct aspiration first pass technique for stroke thrombectomy. J Neurointerv Surg 6 : 231-7, 2014
2) Lapergue B, et al : Effect of Endovascular Contact Aspiration vs Stent Retriever on Revascularization in Patients With Acute Ischemic Stroke and Large Vessel Occlusion : The ASTER Randomized Clinical Trial. JAMA 318 : 443-52, 2017
3) Turk AS 3rd, et al : Aspiration thrombectomy versus stent retriever thrombectomy as first-line approach for large vessel occlusion(COMPASS) : a multicentre, randomised, open label, blinded outcome, non-inferiority trial. Lancet 393 : 998-1008, 2019
4) Ye G, et al : First-line contact aspiration versus first-line stent retriever for acute posterior circulation strokes : an updated meta-analysis. doi : 10.1136/neurintsurg-2021-017497, 2022
5) Kyselyova AA, et al : Vessel diameter and catheter-to-vessel ratio affect the success rate of clot aspiration. J Neurointerv Surg 13:605-8, 2021
6) Spiotta AM, et al : Evolution of thrombectomy approaches and devices for acute stroke : a technical review. J Neurointerv Surg 7 : 2-7, 2015

疾患別解説

1 ›› 血栓回収療法（脳梗塞）
3. combined technique

榎本由貴子　岐阜大学 脳神経外科

> P O I N T
>
> ›› 多くのバリエーションがある
> combined technique のポイントを理解する.
> ›› ステントリトリーバーと吸引カテーテルの
> 位置関係を保ちながら1ユニットとして回収する
> pinching technique の治療の流れを理解する.
> ›› 左手と右手のそれぞれが把持すべき位置，
> 押す・固定・引くなどの操作が治療のステップごとに
> 異なることを理解する.

はじめに

　吸引カテーテルとステントリトリーバーを併用する combined technique には複数のバリエーションが存在する.

　バルーンガイディングカテーテルの併用，その拡張のタイミングや吸引併用の有無，吸引カテーテルの誘導方法，マイクロカテーテルを抜去する方法，吸引開始のタイミング，回収方法（血栓を捕捉したステントリトリーバーを吸引カテーテル内に引き込んで回収するのか〔ingestion technique〕）[1-3]，血栓を捕捉したステントリトリーバーと吸引カテーテルの位置関係を保ちながら1ユニットとして回収するのか（pinching technique）[1,4-7]，と細かなステップの違いに応じて多くのテクニック名称が存在する.

　Ingestion technique の主な利点は，吸引カテーテルの再誘導が不要な点であるが，吸引カテーテル内に引き込む際に先端で血栓が削ぎ落と

されてしまう可能性がある. 我々が基本としている pinching technique での combined technique の症例を呈示する.

症例紹介

●患者：80歳代，女性. ADL 自立.

●既往症：緑内障，右後頭葉脳梗塞でバイアスピリン内服中，左下葉肺がんで2年前に手術歴.

●現病歴：喫茶店内での町内会役員会中に座位保持が困難となり，救急要請. 発症時刻から1時間20分で当院に到着した. 左片麻痺，構音障害，空間無視を認め，NIHSS 14点. MRI 拡散強調画像では右基底核の一部，および右放線冠部に淡い高信号領域を認めた (図1).

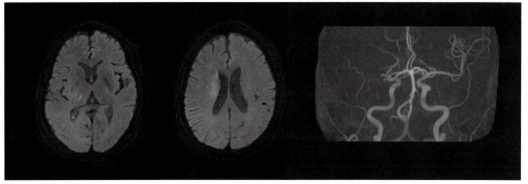

図1 症例画像（術前）

適応

中大脳動脈 M1 部閉塞，発症前 mRS 0，頭部 MRI 拡散強調画像で ASPECTS スコア 9 点，NIHSS 14 点，年齢 18 歳以上，発症から 1 時間 20 分と，『脳卒中治療ガイドライン 2021』の機械的血栓回収療法グレード A 推奨症例であり，血栓回収療法の非常によい適応である．同時に rt-PA 静注療法のよい適応でもあり，これをスキップして血栓回収療法のみを行うことの非劣性は証明されておらず，本症例でも先行して rt-PA 静注療法を行った．

使用器具

- ガイディングシステム：
  ショートシース（メディキット）8 Fr/11 cm，
  FlowGate2 バルーン付ガイディングカテーテル（日本ストライカー）8 Fr
- インナーカテーテル：
  JB2 catheter（メディキット）
- ガイドワイヤー：
  ラジフォーカスガイドワイヤー M（テルモ）0.035 inch
- 吸引カテーテル：
  AXS Catalyst 7（日本ストライカー）
- マイクロカテーテル：
  Phenom 21（日本メドトロニック）
- ガイドワイヤー：
  ASAHI CHIKAI 14（朝日インテック）
- ステントリトリーバー：
  EmboTrap Ⅱ（ジョンソン・エンド・ジョンソン，セレノバス）5 mm×37 mm
- 止血デバイス：
  パークローズ（アボットメディカルジャパン）

実際の治療

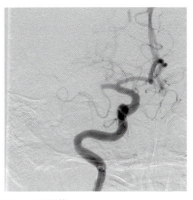 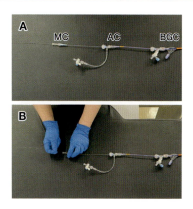

① システムの誘導

バルーンガイディングカテーテル誘導後の右内頸動脈撮影では，右中大脳動脈が前側頭動脈分岐部での閉塞を認める．骨性構造物の陰影を参考にブラインドでカテーテル操作を行う血栓回収療法では，解剖学的理解がしやすいストレートのワーキングアングルが適する．吸引カテーテルとマイクロカテーテルをコアキシャルに45°にマニュアルシェイピングした0.014 inchワイヤーを用いて内頸動脈まで誘導，さらにマイクロカテーテルは閉塞部を越えてM2の十分遠位まで送達させた．

A：セットアップ．B：マイクロカテーテル誘導時．
MC：マイクロカテーテル．AC：吸引カテーテル．BGC：バルーンガイディングカテーテル．

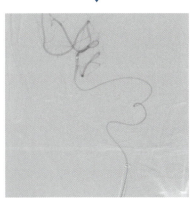 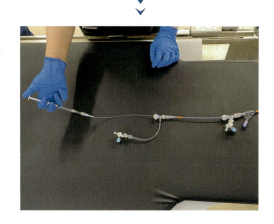

② 選択造影

マイクロカテーテルからワイヤーを抜去し，血液逆流があることを確認した後，1 mLシリンジを用いてゆっくり選択造影を行い，遠位血管の開存性，マイクロカテーテル先端が血栓を越えて誘導されていることを確認した．遠位部に造影欠損部がある場合は，まだ血栓の中であるため，不完全再開通になりやすい．遠位へ誘導可能な状況であればリポジションするが，困難な場合には ingestion technique でステントリトリーバーを吸引カテーテル内に回収し，吸引療法の追加を考慮する．また，血液逆流が確認できない場合は，先端が血栓内・血管壁に wedge・穿孔している，のどれかである．血液の逆流が確認できる部位までマイクロカテーテルを引き戻して選択造影を行う (super-selective angiography)．

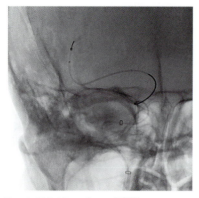 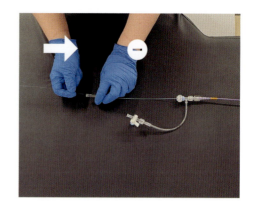

③ **ステントリトリーバーの誘導**

マイクロカテーテル内にステントリトリーバーを挿入し，マイクロカテーテルの先端部まで送達する．ステントリトリーバーのデリバリーワイヤーは硬いため，カテーテルのたわみが直線化してカテーテルが先進しやすくなる．必ず透視画面で先端位置やカテーテルのたわみの挙動を視認しながら送達し，左手は必ずマイクロカテーテル位置を調節できるように添えておく．

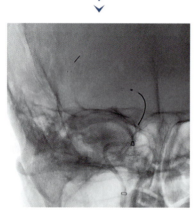 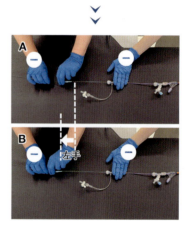

④ **ステントリトリーバーの展開**

マイクロカテーテル先端部までステントリトリーバーが送達されたら，助手に吸引カテーテルが追従してこないように押さえてもらい，吸引カテーテルのコネクターを緩めた後，マイクロカテーテルをアンシースしてステントリトリーバーを展開する．この際，術者の右手はマイクロカテーテルのハブから 4 cm（ステントの長さ）離れた部位でワイヤーを把持して固定し，マイクロカテーテルのハブを把持した左手を固定した右手に向かって手前に移動させる．最終的に両手が接触する位置までくるとステントリトリーバーの全長が展開される．

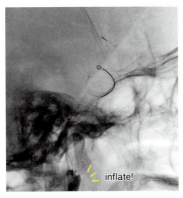
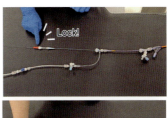
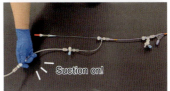

⑤ 回収の準備

ステントリトリーバーが展開されたら，回収の準備を行う．マイクロカテーテルのぎりぎりの位置でデリバリーワイヤーにトルカーを装着し，両者を一体化させる．次にバルーンガイディングカテーテルのバルーンを拡張させて，吸引カテーテルのコネクターに吸引用チューブを装着し，ポンプをオンにする（マニュアルサクション用吸引カテーテルを用いている場合はサクション用シリンジを装着する）．

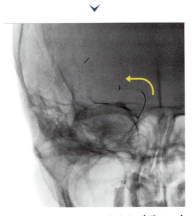
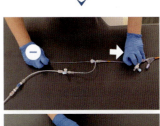
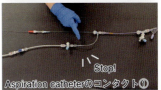

⑥ 吸引カテーテルのコンタクト（その1）

右手でマイクロカテーテルを把持して固定し，左手で吸引カテーテルを押し込み，マイクロカテーテルに沿わせて遠位に進めていく．ステントリトリーバーの近位側に到達したところで吸引ポンプへの血液逆流が停止したため，血栓近位にコンタクトしたと判断した．本症例の血栓コンタクト法はCAPTIVE法[5]などで用いられている意図的に吸引カテーテルポジションを合わせにいく順行法である．

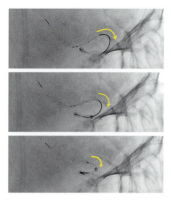 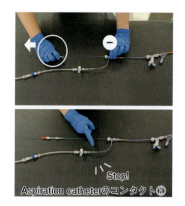

⑦ **吸引カテーテルのコンタクト（その2：別症例）**

遠位血管閉塞では通過した屈曲の数に比例してマイクロカテーテルのたわみが多くなるため，順行法ではシステムが先進してしまう．たわみをとりながら直線化させたときの反作用を利用して吸引カテーテルを遠位に誘導する反作用法が適する（SAVE法）[6]．左手は吸引カテーテルを把持するのみで押し込み操作を加えず，ステントリトリーバーと一体化したマイクロカテーテルを右手で把持して，ゆっくりと手前に引いて，たわみをとっていく．マイクロカテーテルの走行が直線的に変化していくのに応じて吸引カテーテルが自然に遠位に誘導されていき（別の右M2閉塞症例），吸引ポンプへの血液逆流が停止したら血栓を捕捉できたことを意味する．

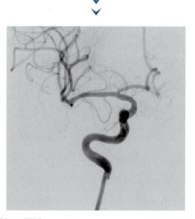 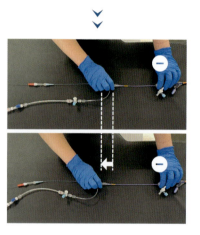

⑧ **血栓の回収**

ステントリトリーバー／血栓／吸引カテーテルの位置関係を保ちながら，1ユニットとして回収するため，吸引カテーテルのコネクターをしっかりと閉め，マイクロカテーテルと一体化させる．左手はガイディングカテーテルをしっかりと把持し，吸引ポンプはOnにしたまま，吸引カテーテルを右手で把持してゆっくりと手前に回収する．そのまま雑に抜去するとステントリトリーバーが破損・断裂するため，バルーンガイディングのハブ部まで吸引カテーテルの先端が回収されたところでステントリトリーバーを吸引カテーテル内に収納し，体外に抜去する．バルーンガイディングカテーテル内を十分に吸引して残存血栓がないことを確認した後，確認造影を行い，完全再開通を確認した．Cone beam CTで出血がないことを確認し，穿刺部はパークローズで止血した．手技時間は18分であった．

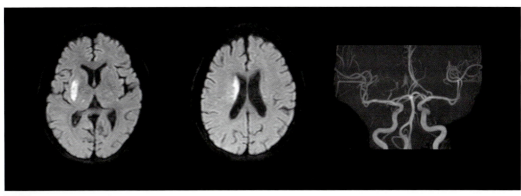

図2 症例画像（術後）

術後の経過

神経症状は術後より徐々に改善した．術翌日のMRI拡散強調画像では術前に淡く高信号を呈していた穿通枝領域梗塞巣の明瞭化を認めるのみであった(図2)．塞栓源精査で行われた心エコー検査中に発作性心房細動の出現を認め，心原性脳塞栓症と診断した．常用薬であったバイアスピリンを中止し，経口抗凝固薬の内服が開始となった．2週間のリハビリテーション加療を経て，後遺症なく自宅退院された（mRS 0）.

まとめ

一般的にステントリトリーバーは fibrin-rich の硬い血栓の捕捉は苦手であり，吸引カテーテルのみでは血栓近位へのコンタクト・軸合わせができない場合は勝率が低くなる．Combined technique の利点は，両者の短所を補い，長所を活かすことができる点であり，現在国内で最も広く行われているテクニックである．

ステントリトリーバー単独療法と比較したランダム化比較試験[8]においては，主要評価項目である患者転帰に有意差を認めなかったものの，割付療法での first pass effect は combined technique で有意に高く，出血合併症も低い傾向にあった．

Combined technique にはさまざまなバリエーションがあるが，ポイントは吸引カテーテルの誘導方法（順行法・反作用法）と回収方法（ingestion・pinching）である．「どちらがよい」ということではなく，閉塞血管の部位・血栓性状・血管径や近位部血管のアクセス難度など条件は患者ごとに異なるため，適したテクニックもそれぞれに異なり，それを臨機応変に使い分ける必要がある．

文献

1) Kaneko N, et al：Devices and Techniques. J Neuroendovasc Ther 17：257-62, 2023
2) Delgado Almandoz JE, et al：Comparison of clinical outcomes in patients with acute ischemic strokes treated with mechanical thrombectomy using either Solumbra or ADAPT techniques. J Neurointerv Surg 8：1123-8, 2016
3) Goto S, et al：A Stent-Retrieving into an Aspiration Catheter with Proximal Balloon（ASAP）Technique：A Technique of Mechanical Thrombectomy. World Neurosurg 109：e468-75, 2018
4) Massari F, et al：ARTS（Aspiration-Retriever Technique for Stroke）：Initial clinical experience. Interv Neuroradiol 22：325-32, 2016
5) McTaggart RA, et al：Continuous aspiration prior to intracranial vascular embolectomy（CAPTIVE）：a technique which improves outcomes. J Neurointerv Surg 9：1154-9, 2017
6) Maus V, et al：Maximizing First-Pass Complete Reperfusion with SAVE. Clin Neuroradiol 28：327-38, 2018
7) Yoshimoto T, et al：Blind Exchange With Mini-Pinning Technique Using the Tron Stent Retriever for Middle Cerebral Artery M2 Occlusion Thrombectomy in Acute Ischemic Stroke. Front Neurol 12：667835, 2021
8) Lapergue B, et al：Effect of Thrombectomy With Combined Contact Aspiration and Stent Retriever vs Stent Retriever Alone on Revascularization in Patients With Acute Ischemic Stroke and Large Vessel Occlusion：The ASTER2 Randomized Clinical Trial. JAMA 326：1158-69, 2021

疾患別解説

① ›› 血栓回収療法（脳梗塞）
4. 後方循環

中山禎理 昭和大学藤が丘病院 脳神経外科
津本智幸 昭和大学藤が丘病院 脳神経外科

POINT

›› アクセスが容易. 椎骨動脈の径が 2 mm 強あれば,
前方循環と同様の手技が可能.

›› 後大脳動脈 P1 低形成の可能性.

›› アプローチ困難例は, 上腕動脈アプローチや
橈骨動脈アプローチに切り替えること,
あるいは直接大口径吸引カテーテルを椎骨動脈へ
誘導することを考慮.

はじめに

　後方循環, 特に脳底動脈閉塞症は, その重篤な転帰から, 1981 年のはじめての報告から再開通が試みられてきた. 脳底動脈閉塞を対象とした血栓回収療法と内科的治療の trial では, BASICS, BEST など, 後方循環に対する血栓回収療法の有効性は証明されてこなかったが, 続く ATTENTION, BAOCHE においてその有効性が示唆され, 『脳卒中治療ガイドライン 2021〔改訂 2023〕』において, 24 時間以内の脳底動脈急性閉塞に対する血栓回収療法は推奨度 B に変更された[1-5].

症例紹介

● 患者：73 歳. 男性.

● 既往：心筋梗塞, 糖尿病, 高血圧, 脂質異常症.

● 現病歴：某日 11 時すぎに突然の意識障害を認め家族から救急要請. 12 時 30 分, 当院搬送.

● 現症：

意識レベル〔GCS E3・V1・M1〕,

瞳孔〔2.0/2.0+/+〕,

NIHSS 40/42〔開眼以外すべて不可〕.

● 画像 (図1)：

頭部 MRI 拡散強調像. 橋, 右中脳高信号,

PC-ASPECTS 6/10. 頭部 MRA.

脳底動脈閉塞.

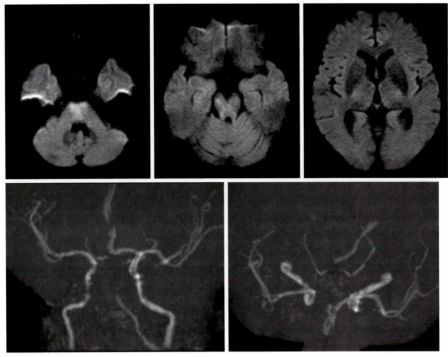

図1 症例画像
MRI 拡散強調像. 橋, 右中脳に高信号を認め, PC-ASPECTS 6/10. MRA 脳底動脈閉塞. 後交通動脈描出はなく, P1 は低形成ではないと推測.

適応

最終無事 11 時, MRI 時点で経過 2.5 時間であり, rt-PA 投与と並行し, 血管内脳血栓回収術施行.

使用器具

- ラジフォーカスイントロデューサーⅡH（テルモ）8 Fr
- ガイドワイヤー SURF（パイオラックス）
- JB2 catheter（メディキット）6 Fr
- OPTIMO EPD（東海メディカル）8 Fr
- AXS Catalyst 6（日本ストライカー）
- Trevo Trak 21（日本ストライカー）
- ASAHI CHIKAI（朝日インテック）
- Trevo NXT（日本ストライカー）

実際の治療

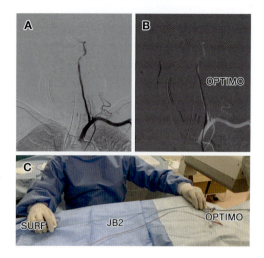

① アプローチ

左椎骨動脈が発達し，大腿動脈から容易にアプローチ可能であり，8 Fr OPTIMO を左椎骨動脈軸椎下端レベルへ誘導した．
（A，B：左鎖骨下動脈撮影．椎骨動脈へ OPTIMO 誘導．C：誘導時の手元）

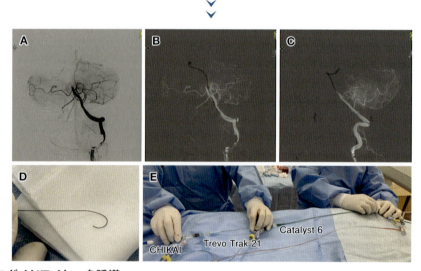

② マイクロガイドワイヤーを誘導

下部脳底動脈閉塞を確認，ASAHI CHIKAI，Trevo Trak 21，AXS Catalyst 6 のシステムでマイクロカテーテルを閉塞部通過させる．術前に P1 の発達を評価することは困難であり，後大脳動脈へはワイヤーを J 字で誘導するなど穿通しにくい状態で，自然に誘導される方向へ誘導する．後大脳動脈へ誘導されると，側面像では脳底動脈先端部から前下方へ回った後，後上方へ誘導される．
（A：左椎骨動脈撮影．脳底動脈閉塞．B-D：右後大脳動脈へ J 字のマイクロガイドワイヤーを誘導．
E：誘導時の手元）

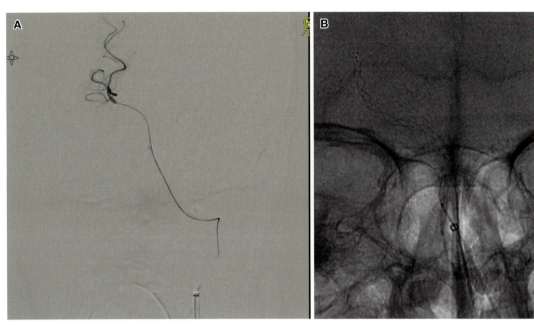

③ **ステントリトリーバーを展開**

閉塞部通過後は前方循環などと同様に，マイクロ造影で先端が血栓の遠位にあることを確認後にTrevo NXT 4 mm×41 mm を展開．Immediate flow restration を確認．

（A：マイクロ撮影にて閉塞部通過を確認．B：右後大脳動脈からステントリトリーバーを展開）

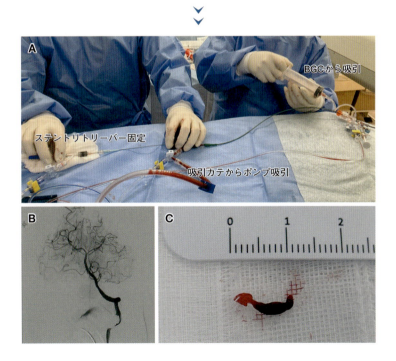

④ **再開通**

吸引カテーテルを血栓近位部に誘導し，combined technique で回収．

TICI 2b の再開通が得られた（左後大脳動脈末梢は閉塞残存 or ENT）．

（A：回収時の手元．B：TICI 2b 再開通．C：回収血栓）

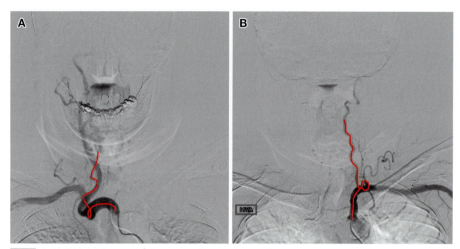

図2 大腿動脈穿刺でのアプローチが困難な場合や椎骨動脈蛇行が強い場合
A：右腕頭動脈撮影．B：左鎖骨下動脈撮影．椎骨動脈へのアクセスルートに強い蛇行を認める．

術後の経過

術後数日で右同名半盲のみ残存のNIHSS 2/42に改善し，リハビリテーション病院転院となった．3カ月後，mRS 2．

まとめ

アクセスが容易，椎骨動脈の径が2 mm強あれば，8 Fr BGCや6 Fr GSが誘導可能．図2のように大腿動脈穿刺でのアプローチが困難な場合や椎骨動脈蛇行が強い場合，動脈アプローチや橈骨動脈アプローチに切り替えること，直接大口径吸引カテーテルを椎骨動脈へ誘導することも考慮する．

吸引カテーテルを直接椎骨動脈へ誘導した場合，1 PASSで吸引カテーテルごと血栓を回収すると，再度アプローチの必要があるため，吸引カテーテル内へのステントリトリーバー回収（ASAP）も考慮する．吸引カテーテルの進化や脳底動脈先端部の穿通枝（P1穿通枝とPCAの走行が似ていて間違いやすい）や動脈瘤があった場合のワイヤー穿通のリスクなどから，無理に閉塞部にワイヤー，マイクロカテーテルを閉塞部通過させず，ADAPTのみが選択されることも多い[6]．

文献

1) Liu X, et al：Endovascular treatment versus standard medical treatment for vertebrobasilar artery occlusion（BEST）：an open-label, randomised controlled trial. Lancet Neurol 19：115-22, 2020
2) Schonewille WJ, et al：Treatment and outcomes of acute basilar artery occlusion in the Basilar Artery International Cooperation Study（BASICS）：a prospective registry study. Lancet Neurol 8：724-30, 2009
3) Tao C, et al：Trial of Endovascular Treatment of Acute Basilar-Artery Occlusion. N Engl J Med 387：1361-72, 2022
4) Jovin TG, et al：Trial of Thrombectomy 6 to 24 Hours after Stroke Due to Basilar-Artery Occlusion. N Engl J Med 387：1373-84, 2022
5) 一般社団法人日本脳卒中学会 脳卒中ガイドライン委員会 編：脳卒中治療ガイドライン2021〔改訂2023〕．協和企画，東京，2023
6) Bernsen MLE, et al：Aspiration Versus Stent Retriever Thrombectomy for Posterior Circulation Stroke. Stroke 53：749-57, 2022

|| 疾患別解説

❷ ›› 脳動脈瘤
1. コイル塞栓術（シンプル）

今村博敏　国立循環器病研究センター　脳神経外科

POINT

›› シンプルテクニックによるコイル塞栓術は
脳動脈瘤治療の最も代表的な基本手技の一つである．

›› マイクロカテーテルの位置によって
コイルの挙動が変わるということが重要なポイントである．

›› 原則的に，マイクロカテーテルの先端から奥に向かって
コイルは挿入されるため，作成したいネックラインに
マイクロカテーテルがあるとフレームの作成は
容易であることが多い．

›› コイルの挿入とマイクロカテーテルの操作は
同時に行うべきもので，お互いの動きが組み合わさって
コイルは挙動されるため，2ハンド操作が理想的で，
ぜひマスターしたい技術である．

症例紹介

75歳，男性．突然の頭痛を自覚し，当院救急搬送となった．意識は清明で，神経学的症状はなく，頭部CTでびまん性のくも膜下出血を認め，WFNS grade 1と診断した．血管撮影では，前交通動脈に長径12.1 mm，10.6×10.6×9.4 mm，ネック7.2 mmの動脈瘤を認め，左A1がdominant，右A1がやや hypoplastic な所見であった**（図1）**．

適応

大型動脈瘤，ワイドネックではあるが，左A1からのアプローチで動脈瘤へのアクセスは容易で，破裂瘤で血栓症のリスクも高いことから，カテーテルの本数が多くなるダブルカテーテルテクニックやバルーンアシストテクニックではなく，シンプルテクニックの適応と判断した．

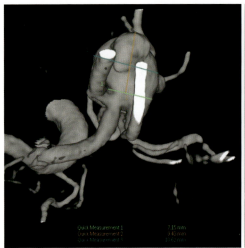 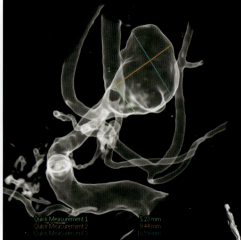

図1 症例画像（術前）

使用器具

- ガイディングカテーテル：
 8 Fr ASAHI FUBUKI（朝日インテック）90 cm，中間カテーテルに AXS Vecta 71（日本ストライカー）6 Fr 115 cm
- バルーンカテーテル：
 Scpeter C（テルモ）4 mm/10 mm
- マイクロカテーテル：
 Excelsior SL-10 Microcatheter（日本ストライカー）

- コイル
 ・Target XL（日本ストライカー）
  360 Soft 10 mm/40 cm
 ・Target XL 360 Soft 9 mm/30 cm
 ・HydroFrame 18（テルモ）8 mm/27 cm
 ・i-ED COIL（カネカメディックス）
  Complex Infini 0.012 inch
  SilkySoft 3-5 mm/20 cm
 ・i-ED COIL Complex Infini 0.012 inch
  SilkySoft 2-3 mm/10 cm
 ・Avenir PICO（Phenox）1.5 mm/2 cm
 ・Optima（センチュリーメディカル）
  COMPLEX 10 SUPERSOFT 1.5 mm/2 cm

実際の治療

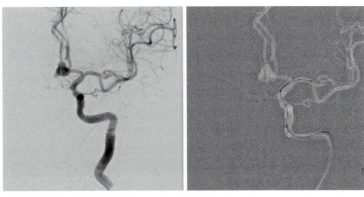

① 8 Fr ASAHI FUBUKI を頸部内頸動脈，AXS Vecta 71 を内頸動脈錐体部に留置し，まず Scpeter C 4 mm/10 mm を破裂時のフローコントロール目的に C1 から M1 にかけて待機させた．

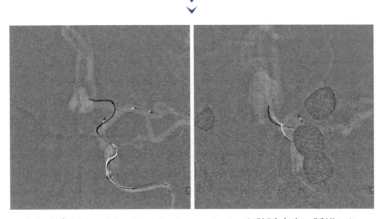

② 続いて，ストレートタイプの Excelsior SL-10 Microcatheter を動脈瘤内に誘導した．A1 を選択しやすいワーキングアングルでマイクロカテーテルとガイドワイヤーを A1 に誘導した後，動脈瘤が分離できるワーキングアングルで動脈瘤内にマイクロカテーテルを留置した．

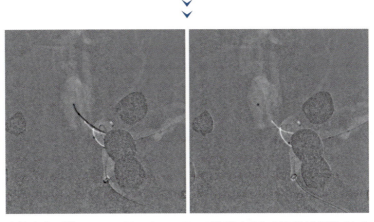

③ ガイドワイヤーを抜去する際には，マイクロカテーテルが先進するため注意が必要である．マイクロカテーテルの先端がネック近傍まで挿入できれば，ガイドワイヤーを抜去することでマイクロカテーテルは十分に瘤内に先進することが多い．

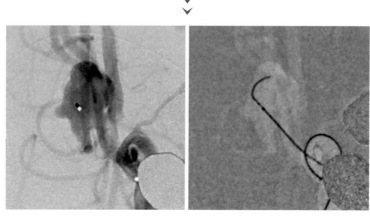

④ コイルを挿入する際，特に1stコイルは，コイルの先端が瘤壁に負荷をかけないように注意しなければならない．少しでも抵抗を感じたら，マイクロカテーテルを引く必要がある．

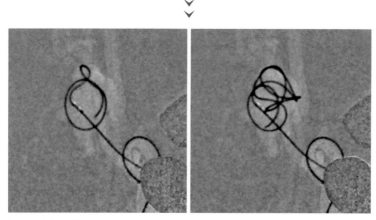

⑤ ワイドネック型の動脈瘤に対しては，フレーミングコイルによるネックラインの作成は非常に重要である．その際に，重要なポイントはマイクロカテーテルの位置である．図に示すようにマイクロカテーテルが動脈瘤内に深く位置するとコイルは手前に膨らんでくる傾向が強くなる．

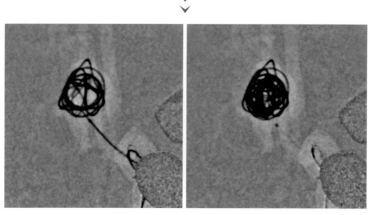

⑥ マイクロカテーテルをネック近傍まで引くことで，マイクロカテーテルの前方にスペースを広く確保され，コイルはカテーテルの先端から奥で形状を作る．

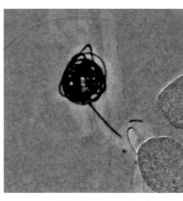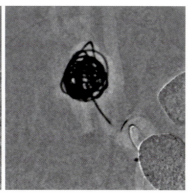

⑦ このマイクロカテーテルの位置でコイルをデタッチすると，マイクロカテーテルが瘤外に逸脱するため，一度コイルを引き戻し，コイルを軸にマイクロカテーテル瘤内に挿入する．

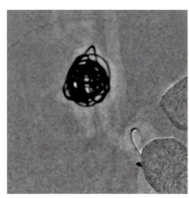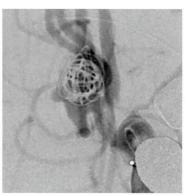

⑧ しっかりとしたフレームが作成できれば，広がる力の強い可能な限り大きめのサイズのフィリングコイルを挿入する．通常のロードマップよりもブランクロードマップやライブ画像が有用なことが多い．マイクロカテーテルができるだけキックバックしないようにコイルを選択することが重要である．

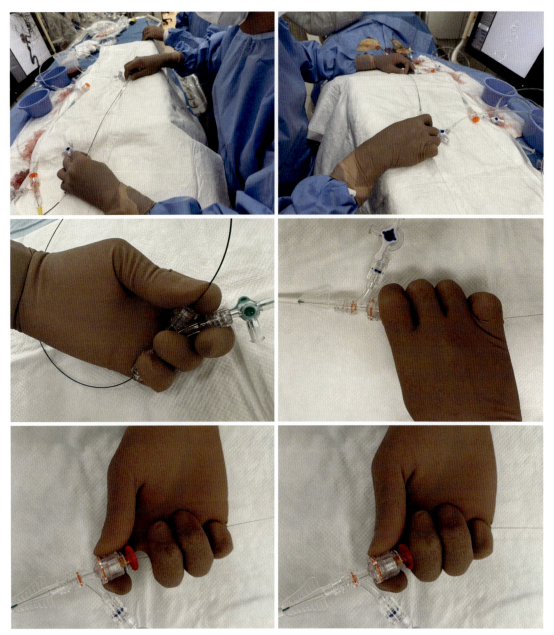

⑨ マイクロカテーテルのハブとコイルの右手の持ち方はさまざまな流儀があり，Y コネクターを親指と人差し指で保持してコイルを上から握るように持つ方法，Y コネクターを手指で挟んで手掌に乗せるように持つ方法，細かい指の置き場所に注目すると，これ以外にも様々な持ち方がある．

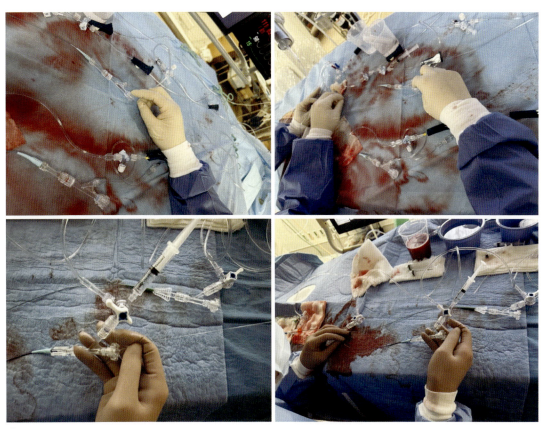

⑩ どの持ち方にも一長一短あるため，自分に合った持ち方を習得すればよいのかもしれない．
　個人的には，マイクロカテーテルをテーブルに押し当てることはマイクロカテーテルの挙動に制限を与えるため，あまり好ましくないのではないかと考えている．

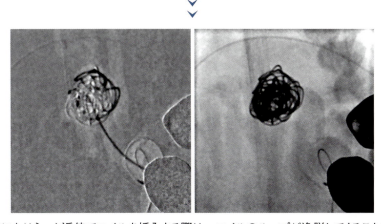

⑪ 塞栓術終盤になりネック近傍でコイルを挿入する際は，コイルのループが逸脱してくることに注意する．

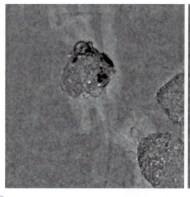 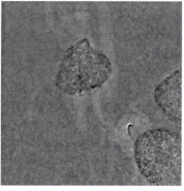

⑫ コイルの挙動を慎重に観察し，絡んでいないループは離脱してはいけない．離脱後の migration にも注意する必要がある．

↓

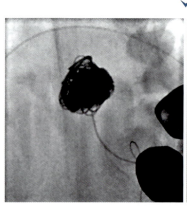 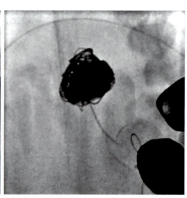

⑬ コイル塞栓が終了したら，マイクロカテーテルを抜去する．本症例は，コイル挿入中にマイクロカテーテルがキックバックしたため，終了とした．まだ動脈瘤内にマイクロカテーテルが留置されていても，コイルの挿入が十分と判断したときにはコイル塞栓を終了することもある．

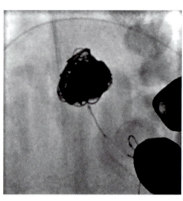 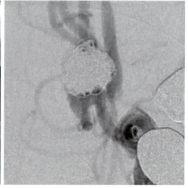

⑭ 最後のコイルの近位端がマイクロカテーテル内に残存している可能性があるときは，ガイドワイヤーでコイルを押し出してからマイクロカテーテルを抜去する．マイクロカテーテルの 1st マーカーの少し先が，実際のマイクロカテーテルの先端であることにも注意が必要である．

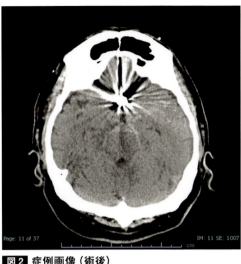 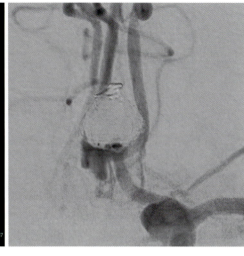

図2 症例画像（術後）

術後の経過

術後のCT（図2）でもくも膜下出血の増悪の所見はなく，1カ月後の血管撮影でも塞栓状態は術直後の状態を維持できていて，神経症状の経過も良好で約1カ月で独歩退院となった（mRS 0）．

まとめ

バルーンカテーテルや頭蓋内ステントを併用しないシンプルテクニックの利点は，マイクロカテーテルのコントロールが容易で，手技がシンプルなことである．コイルの押し引きと同時に，マイクロカテーテルの位置を調節することで，コイルの挙動をコントロールでき，様々なコイル塞栓術が可能となる．コイル塞栓術の基本テクニックとして，まず覚えていただきたい技術である．

|| 疾患別解説

② ›› 脳動脈瘤
2．コイル塞栓術（応用）

川端修平　大阪医療センター 脳神経外科
藤中俊之　大阪医療センター 脳神経外科

POINT

›› 患者背景，動脈瘤の形態や分枝血管などを考慮し，
適切なアジャンクティブテクニックを選択する必要がある．

›› バルーンアシストテクニックでは，
その特性，利点や欠点を理解したうえで使用することで
安全かつ有効に塞栓できる．

›› ステントの展開方法は，分枝血管，ネック，
ステントの種類などによって工夫する必要がある．

›› ステントアシストテクニックでは，シンプルテクニックとは異なり，
カテーテルコントロールが制限されるため，
マイクロカテーテルの留置位置やコイル選択などに
注意が必要である．

›› ダブルステントテクニックは，
高い塞栓率を得ることができ，分枝血管を温存できる一方で，
虚血性合併症が多くなるとも報告されている．
そのため，適応については，ほかのアジャンクティブテクニックや
外科的治療を十分に考慮したうえで，慎重に検討する必要がある．

〔バルーンアシストテクニック〕

症例紹介（症例1）

50歳代，女性．頭痛精査の頭部MRIで偶然に左内頚動脈瘤を指摘された．高血圧症やうつ病の既往がある．血管造影検査では，内頚動脈上下垂体動脈分岐部に最大径4.7 mm，ドーム径3.2 mm×3.1 mm，ネック径3.0 mmの動脈瘤を認めた（図1）．

適応（症例1）

ネック径が3.0 mmと狭いが，ドームネック比が2未満であるため，シンプルテクニックではなくバルーンアシストテクニックの適応と判断した．

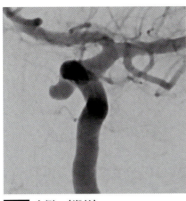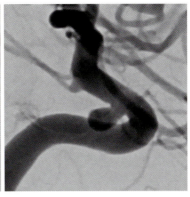

図1 症例1（術前）

使用器具（症例1）

- ガイディングカテーテル：
  8 Fr ASAHI FUBUKI（朝日インテック）80 cm，中間カテーテルに6 Fr Navien（日本メドトロニック）115 cm
- バルーンカテーテル：
  TransForm Compliant（Stryker）4 mm/10 mm
- マイクロカテーテル：
  Excelsior SL-10 Microcatheter（日本ストライカー）Preshaped J
- コイル：
  - Target（日本ストライカーストライカー）360 Soft 3 mm/6 cm
  - Target 360 Ultra 2 mm/4 cm
  - Target 360 Nano 1.5 mm/3 cm
  - Target 360 Nano 1 mm/3 cm〔2本〕
  - Target 360 Nano 1 mm/2 cm

実際の治療（症例1）

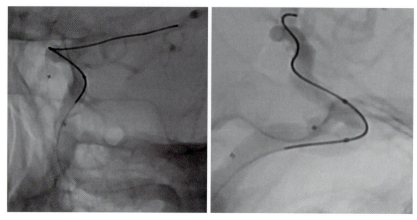

① TransForm Compliant 4 mm/10 mm を動脈瘤ネックを覆うように留置した．マイクロカテーテル（Excelsior SL-10 Microcatheter Preshaped J）は外側を通るように動脈瘤内に留置することで，バルーンをインフレートしてもマイクロカテーテルが動きにくくなる．

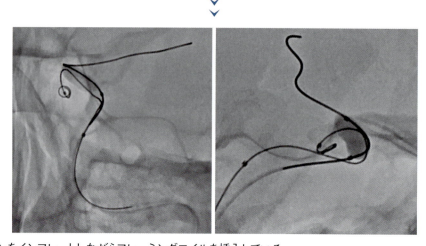

② バルーンをインフレートしながらフレーミングコイルを挿入している．
マイクロカテーテルは外側を通っているので，マイクロカテーテル先端はわずかにしか動いていない．

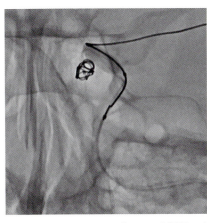
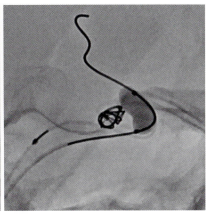

③ バルーンで支えながらフレーミングコイルを挿入した．屈曲部でインフレートすることで，バルーンの位置は安定している．また，バルーン先端部をわずかに瘤内に herniate させていている．

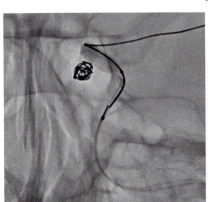
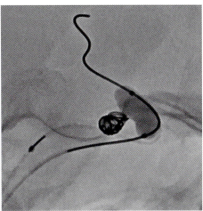

④ フィリング中．カテーテルはキックバックしてきているが，さらにバルーンをインフレートして支えている．動脈瘤に力が加わっている状態であり，破裂に注意しながら慎重にコイルを挿入する．

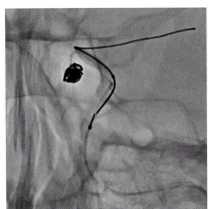
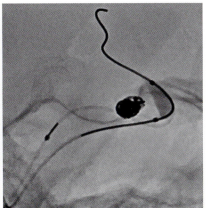

⑤ フィニッシングも終了し，バルーンをゆっくりデフレートして，コイル塊が動かないことを確認する．コイルの逸脱はなく，手術終了した．バルーンをインフレートしている間は虚血になっているため，適宜デフレートするなど，手際よく行う必要がある．

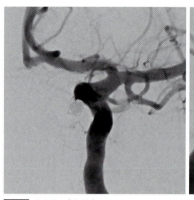
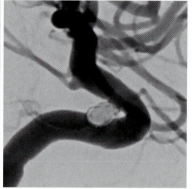

図2 症例1（術後）

術後経過（症例1）

術後脳梗塞などの合併症は認めなかった（図2）. その後, 再発も認めなかった. 抗血小板薬については, 治療終了1週間後に単剤に減量, 3カ月後には終了したが, 虚血性合併症は認めていない.

症例紹介（症例2）

突然発症の頭痛を自覚し, 頭部MRIを施行したところ, 前交通動脈瘤およびくも膜下出血を認めた. 来院時は意識清明でWFNS grade 1と診断した. 血管造影検査では, 前交通動脈に11.0 mm×6.1 mm, ネック3.3 mmでネックにブレブをもつ動脈瘤を認めた（図3）.

適応（症例2）

破裂大型動脈瘤, ネックにブレブを認めるため, 同部位までの塞栓が必要と考えられた. シンプルテクニックではなく, バルーンアシストテクニックでネックまでの完全閉塞が必要と判断した.

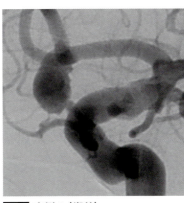 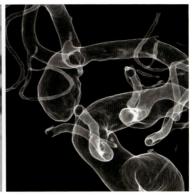

図3 症例2（術前）

使用器具（症例2）

- ガイディングカテーテル：

  7 Fr ASAHII FUBUKI 90 cm
- バルーンカテーテル：

  TransForm Super Compliant 3 mm/5 mm
- マイクロカテーテル：

  Excelsior SL-10 Preshaped 90°
- コイル：
- ・Target 360 Soft 7 mm/30 cm
- ・Target 360 Ultra 3 mm/15 cm〔2本〕
- ・Target 360 Ultra 3 mm/8 cm
- ・Target 360 Ultra 2 mm/4 cm〔6本〕
- ・Target 360 Nano 2 mm/4 cm〔4本〕
- ・Target 360 Ultra 3 mm/6 cm〔2本〕
- ・Target 360 Nano 5 mm/3 cm
- ・Target 360 Nano 1 mm/3 cm

実際の治療（症例2）

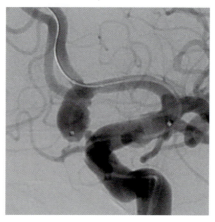

① TransForm Super Compliant 3 mm/5 mm を動脈瘤ネックを覆うように留置した．

ステントアシストテクニックとは異なり，カテーテルコントロールを行いながら塞栓できることが利点である．

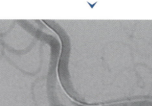

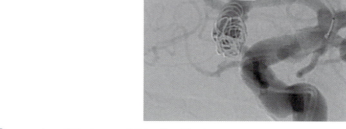

② フレーミングはバルーンを用いずに行った．

縦長の動脈瘤で主に先端部でコイルが巻かれしまったが，ネックにも数ループ入ったため許容した．

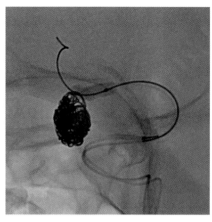

③ バルーンをインフレートし,ネック部の塞栓を行っている.

今回の動脈瘤は,ネックにブレブが存在するため,ネックまでの塞栓が必要であった.

マイクロカテーテルの位置を適宜変えて,バルーンは先端部でネックを支えて塞栓した.

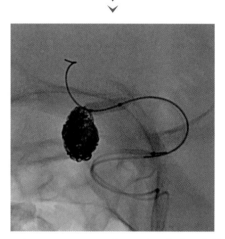

④ バルーンをインフレートし,ネックまで十分に塞栓できた.

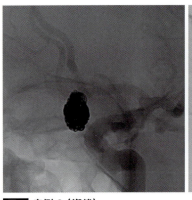 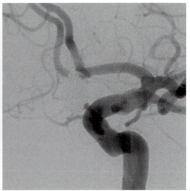

図4 症例2（術後）

術後経過（症例2）

治療合併症は認めず，約3週間後に独歩で自宅退院した**(図4)**．

まとめ

バルーンアシストテクニックの利点は，抗血小板薬を早期に終了できる点や母血管へのコイルの逸脱を防ぎ，安定した塞栓が可能である点である．バルーンは必ずしも中心部でコイルを支える必要はなく，場合によっては先端部を使用するなど，動脈瘤や親血管の形状に応じた工夫が必要である．

また，術中破裂した場合でもバルーンを拡張することで出血の拡大を防ぐことができるため，くも膜下出血例においては特に有用である．一方で，バルーンを用いて塞栓する場合，バルーンによって血管を損傷する可能性があり，拡張している間は一時的に虚血になるため注意が必要である．さらに，マイクロカテーテルが固定されることで，逆に術中破裂を来す可能性もあるため，慎重な操作が必要である．

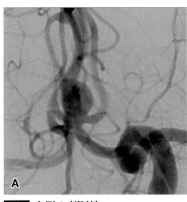
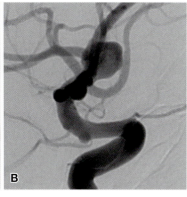

図5 症例3（術前）
ワーキングアングルは動脈瘤と母血管が分離できるアングル（A）と母血管の短軸を確認できるアングル（B）とした．左のワーキングアングルでステントの近位部と遠位部を確認することとした．

〔ステントアシストテクニック〕

症例紹介（症例3）

50歳代，男性．めまい精査のための頭部MRIで偶然に前交通動脈瘤を指摘された．既往歴や家族歴は特にない．血管造影検査では，前交通動脈に動脈瘤径7.0 mm×7.8 mm，ネック径4.0 mmの動脈瘤を認めた．動脈瘤はやや左A2に騎乗しており，左A1は2.4 mm，左A2は1.7 mmだった**（図5）**．

適応（症例3）

ワイドネックの動脈瘤であり，ステントアシストテクニックを用いることとした．動脈瘤は左A2に騎乗しており，左A2からA1にステントを展開することとした．A2は1.7 mmと細径のため，デリバリーシステムのプロファイルが小さく，細血管への留置に適したNeuroform Atlas（日本ストライカー）を選択した．

使用器具（症例3）

- ガイディングカテーテル：
 BENCHMARK 071（メディコスヒラタ）
- マイクロカテーテル：
 Excelsior SL-10 Preshaped 45°〔ステント用〕，
 Excelsior SL-10 straight〔動脈瘤用〕
- ステント：
 Neuroform Atlas 3.0 mm/15 mm
- コイル〔計13本〕：
 ・Target 360 Soft 6 mm/20 cm
 ・Target 360 Soft 6 mm/10 cm
 ・Target 360 Soft 5 mm/20 cm
 ・Target 360 Soft 4 mm/15 cm〔2本〕
 ・Target 360 Ultra 3 mm/10 cm〔2本〕
 ・Target 360 Ultra 3 mm/6 cm〔3本〕
 ・Target 360 Nano 2 mm/4 cm
 ・Target 360 Nano 1 mm/3 cm〔2本〕

実際の治療（症例 3）

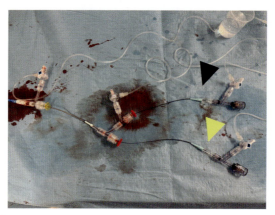

① 当院におけるステントアシストテクニックのセットアップ．
奥がコイル留置用のマイクロカテーテル（黒矢頭），
手前がステント用のマイクロカテーテル（黄矢頭）．

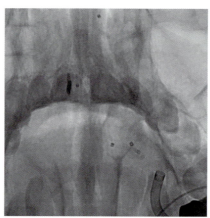

② ステント用のマイクロカテーテル（Excelsior SL-10 Preshaped 45°）を A2 に誘導した後，動脈瘤内にマイクロカテーテル（Excelsior SL-10 straight）を挿入した．ステントを展開位置まで誘導する際に，デリバリーシステムの硬さからマイクロカテーテルが近位側に引き戻されることがある．そのため，ステント用のマイクロカテーテルはステントの展開位置よりも十分遠位に留置しておく．遠位までカテーテルを誘導していれば，安定してステントを先進できる．

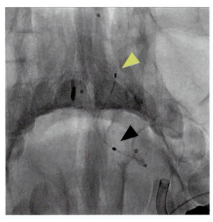

③ステント(Neuroform Atlas 3.0 mm/15 mm)を展開位置まで誘導した．近位部(黒矢頭)と遠位部(黄矢頭)の位置を確認し，同部位で問題ないかを検討する．レーザーカットステントの展開後の短縮はわずかであるため，近位部と遠位部をそのまま留置したい位置に合わせればよい．

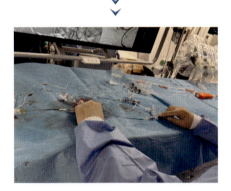

④ツーハンドテクニックでステントを展開する．
　センターコースを通るようにマイクロカテーテルをコントロールしながら，アンシースする．

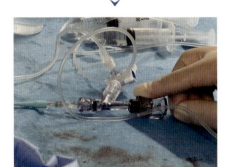

⑤右手は細かな操作を安定してできるようにYコネクターとワイヤーを保持する．
　様々な流儀があるが，各自が自分に合った持ち方を習得する必要がある．

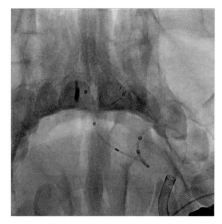

⑥ステントを展開している．ステントが内側を通って展開されるとネックカバーが不十分となることがある．血管のセンターコースを通るようにカテーテルをコントロールしながらアンシースすることで，適切にネックカバーができる．Open-cell type のステントではステントや血管の損傷が起こり得るためデリバリーシステムをプッシュしてはいけない．展開時にステントシステムが一気に滑落しそうになることがあるが，曲がりがあるマイクロカテーテルを用いると，その程度が少ないと考えている．

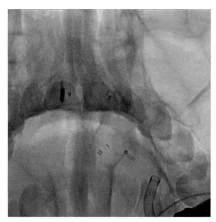

⑦ステントを完全に展開した．
　透視下ではステント自体の視認ができないため，ネックカバーが十分か cone beam CT で確認する．

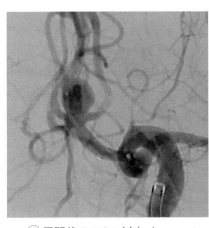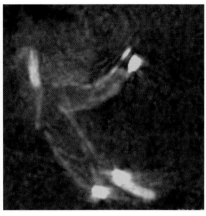

⑧ 展開後の DSA（左）と cone beam CT（右）．
Cone beam CT で十分にネックをカバーできていることが確認できた．

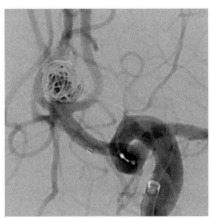

⑨ フレーミングコイル（Target 360 Soft 6 mm/20 cm）を挿入した．
ステントが効果的に働いているのがよく分かる．

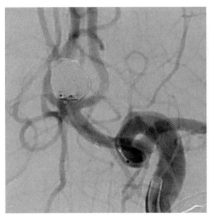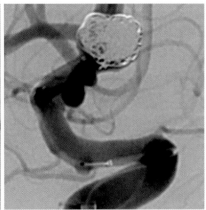

⑩ 6 本目のコイル挿入後にカテーテルがキックバックした．正面のワーキングアングルでは良好な塞栓状態だが，側面では動脈瘤内の血流は残存しており，trans-cell 法で追加塞栓することとした．

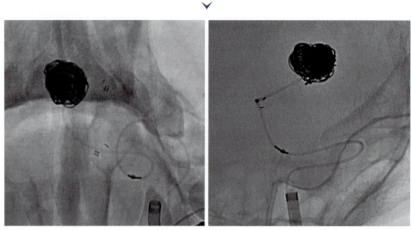

⑪ trans-cell 法でマイクロカテーテルを挿入し，コイル塞栓を行った．
　trans-cell 法では，まずマイクロガイドワイヤーを J 型にして，ステントの内腔を確保する．この際にワイヤーの可動性やステントのマーカーバンドの動きをよく観察し，ステントの真腔をマイクロカテーテルが進んでいるかを見極める必要がある．

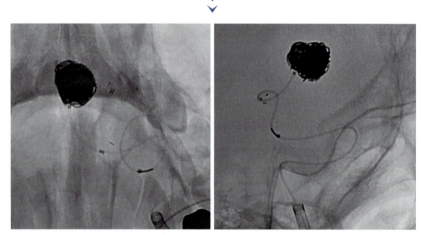

⑫ 13 本目のコイル塞栓後．マイクロカテーテルを押し付けながら挿入している．
　動脈瘤からマイクロカテーテルが逸脱したため手術終了とした．

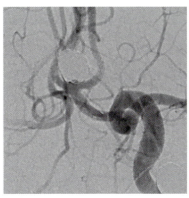
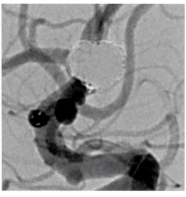

図6 症例3（術後）
治療後のDSAでは動脈瘤の完全閉塞が得られている．ステントに支えられているため，コイル塊の母血管への逸脱は認めない．

術後経過（症例3）

術中合併症は認めなかった．術後再発を認めず，抗血小板薬も終了しているが虚血性合併症を認めていない（図6）．

症例紹介（症例4）

70歳代，女性．めまいを主訴に近医を受診し，頭部MRIで脳底動脈瘤を認めた．血管造影検査で脳底動脈先端部に動脈瘤径10 mm×7.9 mm，ネック径7.6 mmの動脈瘤を認めた．右P1径は3.1 mm，左P1径は2.3 mm，BA径は3.3 mmであり，動脈瘤は左PCAよりは右PCAにやや騎乗していた（図7）．

適応（症例4）

大型動脈瘤，ワイドネックであり，ステントアシストテクニックが必要と判断した．細血管である点や1本のステントで十分にネックをカバーできなかった場合，Yステントが必要になることも考慮されたため，low profileでopen-cell typeのNeuroform Atlasを選択した．

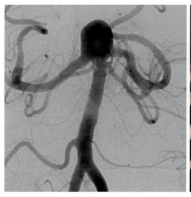 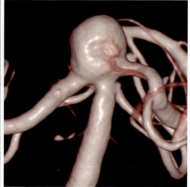

図7 症例4(術前)

使用器具(症例4)

● ガイディングカテーテル(左):
6 Fr ASAHI FUBUKI Hard 90 cm,
中間カテーテル:Guidepost
(東海メディカルプロダクツ) 120 cm
● ガイディングカテーテル(右):
5 Fr ENVOY(ジョンソン・エンド・ジョンソン,
セレノバス) Multipurpose D 90 cm
● マイクロカテーテル:
左:Excelsior SL-10 Preshaped 45°〔動脈瘤〕
右:Excelsior SL-10 Preshaped J〔ステント用〕
● ステント:Neuroform Atlas 4.0 mm/21 mm
● コイル〔計14本〕:
・Target 360 XL 8 mm/30 cm〔2本〕
・Target 360 Soft 6 mm/20 cm〔2本〕
・Target 360 Soft 8 mm/30 cm
・Target 360 Ultra 5 mm/15 cm
・Target 360 Ultra 4 mm/15 cm
・Target 360 Ultra 3 mm/10 cm〔4本〕
・Target 360 Ultra 3 mm/6 cm
・Target 360 Ultra 2 mm/4 cm〔2本〕

実際の治療（症例4）

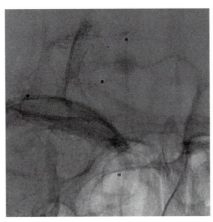

① まず，ステント用のマイクロカテーテル（Excelsior SL-10 Preshaped J）をPCAに誘導した．

PCAの分岐角が急峻なため，J-shapeのカテーテルを用いた．

「瘤回し」で遠位を確保することは安全性が低いため，可能な限り控えるべきである．

ステント留置は，exchangeせずにそのまま同カテーテルを用いて行った．J-shapeであっても，ステントデリバリーシステムを挿入すると直線化し，ステント留置は問題とならないことが多いが，推奨はされていない．もし操作に違和感があればexchangeすべきである．

その後，動脈瘤内にマイクロカテーテル（Excelsior SL-10 Preshaped 45°）を挿入した．

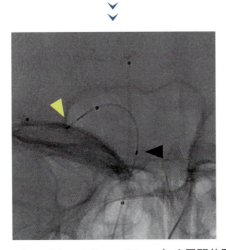

② ステント（Neuroform Atlas 4.0 mm/21 mm）を展開位置まで誘導した．

近位部（黒矢頭）と遠位部（黄矢頭）の位置を確認した．

近位部と遠位部が分かるようなワーキングアングルをとるようにする．

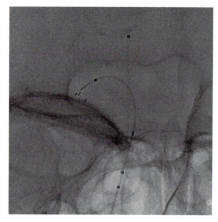

③ ステントを展開している．
　血管のセンターコースを通るようにカテーテルをコントロールしながらアンシースする．

⌄

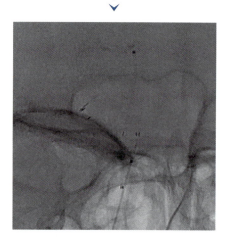

④ ステントを完全に展開した．ネックカバーが十分か cone beam CT で確認する．

⌄

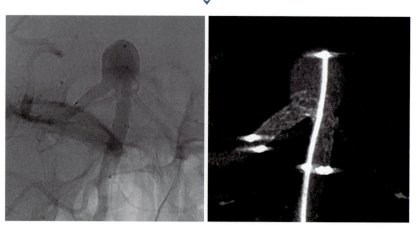

⑤ 展開後の DSA（左）と cone beam CT（右）．Cone beam CT でネックカバーを確認した．
　ステントの留置位置は問題ないことが確認できたが，動脈瘤左側のネックカバーが十分ではなかった．

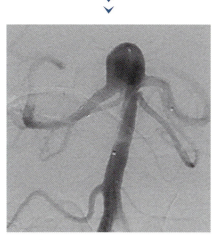

⑥ 動脈瘤左側のネックカバーがやや不十分であると判断した．
コイルが逸脱した場合にYステントができるように，マイクロガイドワイヤーをJ型にしてステント内腔を捉えた後，左PCAにマイクロカテーテル（Excelsior SL-10 Preshaped J）を誘導した．
また，マイクロカテーテルでコイル塊を支えることも期待できる（カテーテルアシスト）．

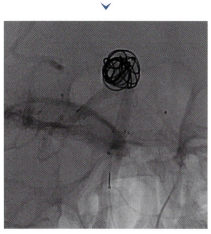

⑦ 左PCAへの逸脱に注意しながら，フレーミングを行った（Target 360 XL 8 mm/30 cm）．
カテーテルアシストのもと，良好なフレーミングを行えた．

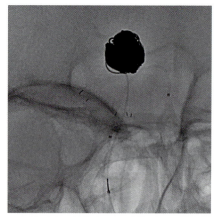

⑧ フィニッシングまでコイル塞栓したが，左PCAへの逸脱は認めなかった．
左PCAにステントは留置せずに治療終了することにした．
ただし，コイル塊をマイクロカテーテルが支えている可能性があるため，抜去に際してはまずガイドワイヤを左PCAに残したままマイクロカテーテルを抜去し，コイル塊が動かないことを確認した後にガイドワイヤーを抜去する必要がある．

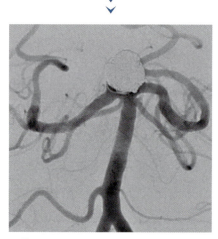

⑨ 最終造影で完全閉塞を確認した．

術後経過(症例4)

術中合併症は認めなかった.術後1年後にコイルコンパクションを来し,トランスセル法で追加塞栓を行った.

症例紹介(症例5)

50歳代,男性.脳ドックで偶然に右内頚動脈瘤を認めた.血管造影検査で右内頚動脈後交通動脈分岐部に9.3 mm×5.7 mm,高さ5.7 mm,ネック径4.4 mmの動脈瘤を認めた.後交通動脈(Pcom)はadult typeでネック部から分枝していた.母血管径3.7 mm～4.4 mm,後交通動脈は0.7 mmだった(図8).

適応(症例5)

ワイドネックの動脈瘤であり,ステントアシストテクニックで治療を行う方針とした.Pcomがネックから起始しているため,ステントをherniateさせて温存することとした.今回はherniateの程度を術者がコントロールできるブレイデッドステントであるLVIS(テルモ)を用いることとした.

使用器具(症例5)

- ガイディングカテーテル:
  8 Fr ASAHII FUBUKI 80 cm Straight, Cerulean DD6
- マイクロカテーテル:
  Headway(テルモ)21,
  Excelsior SL-10 Preshaped J
- ステント:LVIS 4.5 mm/18 mm
- コイル〔計12本〕:
  ・Target XL soft 7 mm/20 cm
  ・Target XL soft 4 mm/12 cm
  ・Target Ultra 4 mm/15 cm
  ・Target Ultra 3 mm/10 cm
  ・Target Ultra 3 mm/10 cm
  ・Target Ultra 3 mm/8 cm
  ・Target Ultra 3 mm/8 cm
  ・Target Ultra 3 mm/8 cm
  ・Target Ultra 2 mm/4 cm
  ・Target Ultra 2 mm/4 cm
  ・Target Ultra 1.5 mm/3 cm
  ・Target Ultra 1.5 mm/3 cm

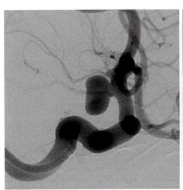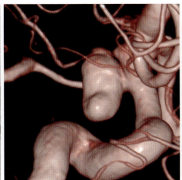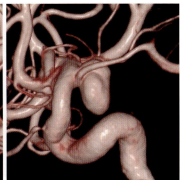

図8 症例5(術前)

実際の治療（症例 5）

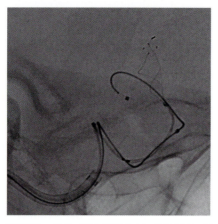

① ステントアシストテクニックは，通常ジェイリング法で行うが，この手法ではマイクロカテーテルがステントに固定され，カテーテルコントロールは制限される．キックバックしても再挿入が困難であり，ステント展開時に逸脱する可能性もあるため，マイクロカテーテルは外側を通り，動脈瘤深めに挿入した．Headway 21 からステント（LVIS 4.5 mm/18 mm）を展開している．アンカーをかけた後，まずはワイヤープッシュとアンシースでステントを展開する．メッシュ密度を上げたい部位よりやや近位まで展開した．

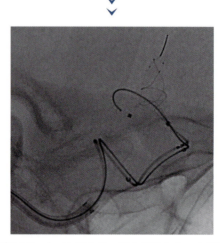

② ネックでのメッシュ密度を上げるため，マイクロカテーテルを動かないように固定しつつ，ワイヤープッシュをする．システムプッシュなども組み合わせてもよい．

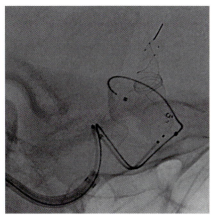

③ 本症例では，Pcom を温存すべく，ステントを herniate する必要があるため，適宜シングルショットで確認しながら，プッシュの程度を調整する．その後は，近位端の位置を確認しながら展開する．ブレイデッドステントは展開後に全長が変化するため，血管径，留置方法や留置位置を十分に考慮して，ステント長を選択することが必要である．

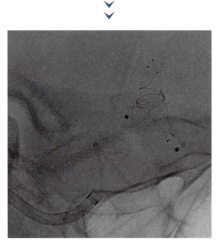

④ ステントを完全に展開した．Cone beam CT でネックカバーや分枝血管を確認する．

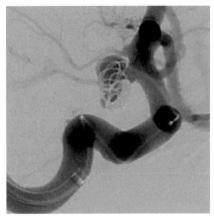

⑤ フレーミングコイルを挿入した．アウトフローから詰めていき，インフローに詰め戻っていくように塞栓する．
ネック部分の Pcom 起始部にはコイル塊がかかっていない．

▽

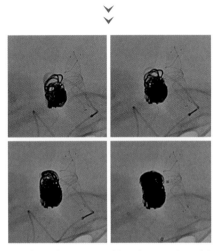

⑥ 2 本目（左上），4 本目（右上），6 本目（左下），13 本目（右下）挿入後．
コイル挿入時のカテーテルの挙動や感触を確認して，適切なコイルを選択していく．

▽

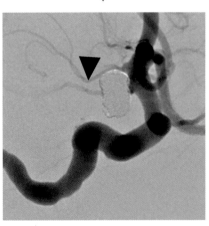

⑦ 最終造影で動脈瘤の閉塞を確認した．
Pcom は完全に温存されており，フローの遅延も認めていない（矢頭）．

術後経過（症例5）

術中合併症なし．術後3年以上経過しているが，再発も認めず，抗血小板薬終了後も虚血性合併症を認めていない．

まとめ

ステントアシストテクニックでは，ネック，分枝血管，ステントの種類などによって展開の仕方を工夫する必要がある．また，細かな操作が必要なため，原則はツーハンドテクニックで行う必要がある．

ステントアシストテクニックでは，通常ジェイリング法で行うが，コイル留置用のマイクロカテーテルがステントで固定されるため，カテーテルコントロールが困難となる．キックバックした場合，再挿入は困難であり，ステントを展開する際に，動脈瘤内のカテーテルが逸脱する危険性があるため，動脈瘤内のマイクロカテーテルは外側を通り，やや深く挿入するかコイルを数ループ巻いて位置の調整をできるようにしておくとよい．

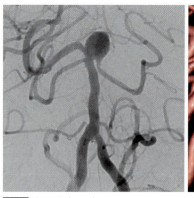
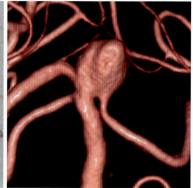

図9 症例6（術前）

〔ダブルステントテクニック〕

症例紹介（症例6）

70歳代，男性．脳ドックで脳底動脈上小脳動脈分岐部（BA-SCA）動脈瘤を指摘された．左上小脳動脈が動脈瘤体部から起始しており，治療難度が高いため経過観察されていたが，増大傾向を認めたため，治療の方針となった．血管造影検査では，BA-SCAにドーム径6.6 mm×5.9 mm，高さ8.3 mmの動脈瘤を認めた．左後大脳動脈はfetal type，左上小脳動脈は1.3 mm，脳底動脈は2.6 mm，右後大脳動脈は1.9 mmだった（図9）．

適応（症例6）

SCAが動脈瘤ドームから分枝しており，SCAを温存するためには，SCA自体にステント留置することが最も確実と考えられた．SCAは1.3 mmと細径ではあるが，筆者らの施設では2 mm未満へのステント留置は2 mm以上と同等の安全性であったことから，SCAからBAにステントを留置することとした[1]．ネックのカバーが十分であれば1本のステントのみで，ネックのカバーが不十分であった場合は右PCAからBAにステントを留置し，Yステントとする方針とした．

使用器具（症例6）

- ●ガイディングカテーテル：
  6 Fr ASAHI FUBUKI 90 cm Straight（右VA），
  5 Fr Envoy Multipurpose D（左VA）
- ●マイクロカテーテル：
  Excelsior SL-10 Preshaped 90°，
  Excelsior SL-10 Preshaped 45°
- ●ステント：
  Neuroform Atlas 3.0 mm/21 mm，
  Neuroform Atlas 3.0 mm/15 mm
- ●コイル：
  ・Target XL 360 Soft 6 mm/20 cm
  ・Target 360 Soft 6 mm/10 cm
  ・Target 360 ULTRA 5 mm/10 cm〔2本〕
  ・Target 360 ULTRA 4 mm/8 cm
  ・Target 360 ULTRA 3 mm/8 cm
  ・Target 360 ULTRA 2 mm/4 cm〔4本〕
  ・Target 360 NANO 1.5 mm/3 cm〔2本〕
  ・Target 360 NANO 1 mm/3 cm〔2本〕

実際の治療（症例 6）

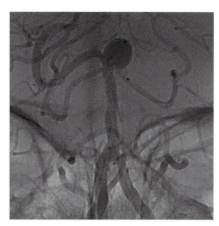

① Excelsior SL-10 Preshaped 45°を左 SCA に，Excelsior SL-10 Preshaped 90°を動脈瘤内に留置した．

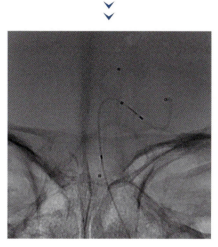

② ステント（Neuroform Atlas 3.0 mm/21 mm）を左 SCA から BA に留置した．

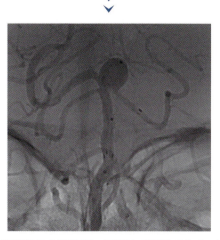

③ 留置後の血管造影．問題なく留置できていた．

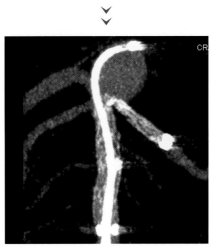

④ Cone beam CT で動脈瘤ネックのカバーが不十分と判断し，Y ステントの方針とした．

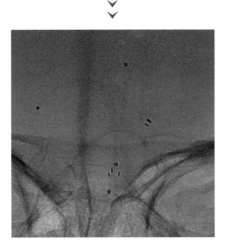

⑤ マイクロガイドワイヤーを J-shape にしてステントの内腔を確保するようにし，Excelsior SL-10 Pre-shaped 45° を右 PCA に誘導した．

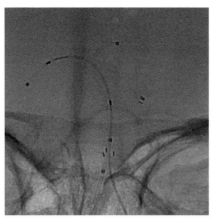

⑥ ステント（Neuroform Atlas 3.0 mm/15 mm）を留置位置に誘導した．虚血性合併症が懸念されるため，ステントは BA 本幹に重なる部分が少なくなるように，短い長さを選択した．Y ステントであってもセンターコースを通るようにアンシースする．

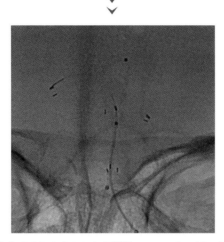

⑦ ステントを右 PCA から BA に展開し，crossing Y ステントとした．

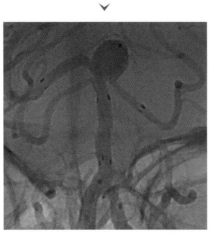

⑧ 血管撮影を行い，問題ないことを確認した．

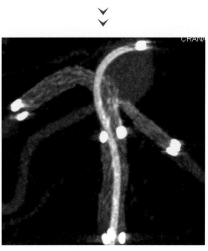

⑨Cone beam CT でネックカバーが十分であることを確認した．

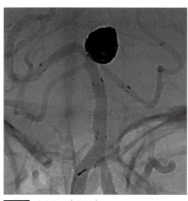
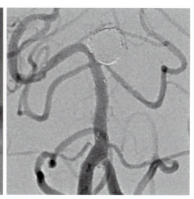

図10 症例6（術後）

術後経過（症例6）

術中の合併症はなし（図10）．また，術後5年以上経過しているが，再発は認めず，抗血小板薬も1剤に変更しても虚血性合併症は認めていない．

症例紹介（症例7）

70歳代，男性．脳動脈瘤を指摘された．脳血管造影検査で内頚動脈後交通動脈（ICPC）にドーム径10.3 mm×8.1 mm，高さ6.9 mm，ネック径5.5 mmの脳動脈瘤を認めた．Pcomはfetal typeで，ドーム自体から分枝している．内頚動脈径4.0 mm，後交通動脈径1.7 mm（図11）．

適応（症例7）

Pcomが動脈瘤ドームから分枝しており，ネックから離れていることからバルーンアシストテクニックやステントアシストテクニックではPcomを温存することは困難と考えられた．また，クリッピングは10 mmを超える動脈瘤で，前脈絡叢動脈の癒着を認めることからリスクが高いと判断した．フローダイバーターステントは，ICPC動脈瘤に対して有効という報告もあるが，fetal typeでは勧められないという報告も多い[2]．そのため，PcomおよびICAにステントを留置するダブルステントテクニックを用いて治療を行う方針とした．今回はYステントやTステントではなく，crashed Yステントとした．

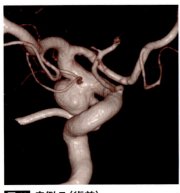
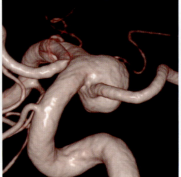
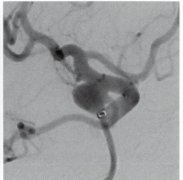

図11 症例7（術前）

使用器具（症例7）

- ガイディングカテーテル（右）：
  FUBUKI 8 Fr 80 cm Straight,
  Esperance（日本ライフライン）6 Fr 115 cm
- ガイディングカテーテル（左）：
  FUBUKI 6 Fr 80 cm Straight,
  Guidepost 120 cm
- マイクロカテーテル（右）：
  Headway 21〔ステント用〕,
  Excelsior SL-10 preshaped J〔動脈瘤用〕
- マイクロカテーテル（左）：
  Excelsior SL-10 preshaped J〔ステント用〕
- ステント：
  LVIS 4 mm/28 mm,
  Neuroform Atlas 3 mm/21 mm

- コイル：
- Avenir（日本ライフライン）18 complex 7 mm/19 cm
- Avenir 10 complex 6 mm/20 cm
- Avenir 10 complex finishing 4 mm/10 cm〔3本〕
- Avenir 10 complex finishing 3 mm/6 cm〔3本〕
- Avenir 10 complex PICO 2 mm/4 cm〔2本〕
- Avenir 10 complex PICO 2 mm/6 cm〔3本〕
- Avenir 10 complex PICO 1.5 mm/4 cm〔8本〕
- Avenir 10 complex PICO 1 mm/4 cm〔9本〕
- Avenir 10 complex PICO 1 mm/3 cm〔2本〕

実際の治療（症例 7）

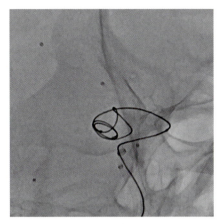

①ICA, Pcom にステント留置用のマイクロカテーテル（Headway 21, Excelsior SL-10 preshaped J）を誘導した後に，動脈瘤内にマイクロカテーテルを留置した（Excelsior SL-10 preshaped J）．ステント展開中にカテーテルが逸脱する危険性があるため，カテーテルは深めに留置し，コイルも数ループ挿入した．

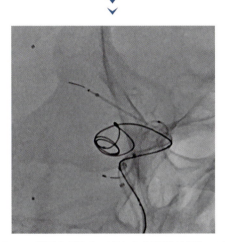

②ICA 側，Pcom 側それぞれにステントを留置位置にスタンバイした．
（LVIS 4 mm/28 mm, Neuroform Atlas 3 mm/21 mm）

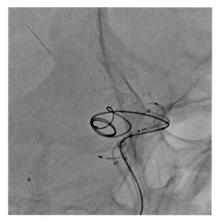

③ LVIS をネックで密になるように展開した．

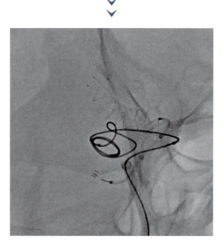

④ スタンバイしていた Neuroform Atlas を展開し，crushed Y ステントとした．
Neuroform Atlas についてはアンシースで展開する．

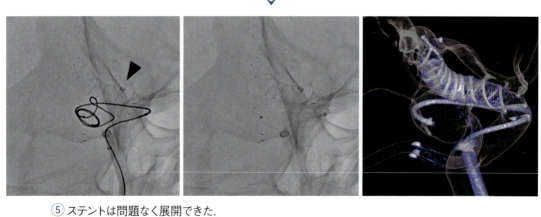

⑤ ステントは問題なく展開できた．
　Pcom から留置したステントの近位端（矢頭）は ICA に留置したステントの外側にある．
　コイルを抜去して cone beam CT を撮像した．

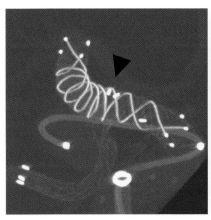
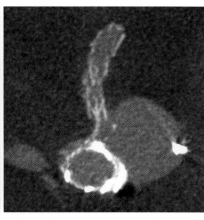

⑥ Cone beam CT でステントの密着やネックカバーを確認した.

ステントは問題なく展開されており，Pcom 起始部とネックが十分にカバーされていることが確認できた．Neuroform Atlas の近位は LVIS につぶされている（矢頭）．ICA 内腔は問題なく保たれている．

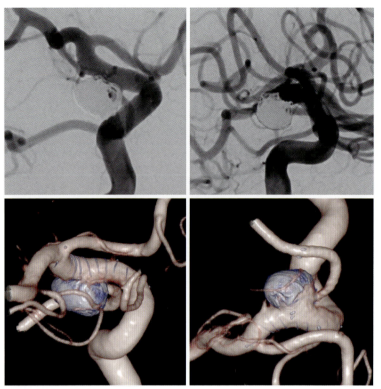

図12 症例7（術後）

術後経過（症例7）

術中合併症はなく，MRIの拡散強調画像でも高信号を認めなかった(**図12**)．その後，再発や虚血性合併症を認めず，経過している．

まとめ

ダブルステントテクニックは，高い塞栓率を得ることができ，分枝血管を温存できるため，症例によっては非常に有効な治療法である．一方で，多くのデバイスを要し，手技が複雑な分，通常よりも虚血性合併症には注意する必要がある．したがって，基本は1本のステントで完遂するべきで，適応については慎重に検討する必要がある．外科治療が困難ではないものについては血管内治療自体の適応についても再考の必要がある．

文献

1) Ozaki, et al：Coil Embolization of Unruptured Cerebral Aneurysms Using Stents in Small Arteries Less Than 2 mm in Diameter. Neurosurgery 90：538-46, 2022
2) Vivanco-Suarez J, et al：Flow Diverter Performance in Aneurysms Arising From the Posterior Communicating Artery：A Systematic Review and Meta-Analysis. Neurosurgery 93：764-72, 2023

|| 疾患別解説

② ›› 脳動脈瘤
3. Flow Diverter

寺西功輔 新百合ヶ丘総合病院 脳神経外科
大石英則 東京慈恵会医科大学 脳神経外科

POINT

›› 術前に十分な患者情報を収集し，治療計画を立てる
（既往歴や内服歴の確認，アクセスルート，動脈瘤，
母血管計測などの画像評価）．

›› 適切なデバイス，サイズを選択する
（母血管への確実な圧着を得る）．

›› システム（ガイディング，中間カテーテル，マイクロカテーテル
およびワイヤー）全体の動きを考えてバランスよく操作を行う.

›› 抗血小板薬内服調整などを含めた周術期管理を行う.

症例紹介

●患者：56 歳，女性．

●既往歴：大腸ポリープ術後．アレルギーなし，
家族歴なし，現在内服薬なし．脳ドック MRI で
偶然指摘された無症候性未破裂左内頚動脈瘤．

●術前画像診断：右内頚動脈，左右椎骨動脈に
狭窄や動脈瘤なし（図1）．

●アクセスルート：腹部～胸部大動脈，大動脈
弓～総頚動脈に著明な屈強，蛇行なし．

適応

動脈瘤最大径：7.2 mm，ネック長：4.8 mm
（母血管最大径：4.7 mm，最小径：3.8 mm）．
動脈瘤形状不整なし．

本邦で薬事承認を受けている Flow Diverter
（フローダイバーター）は次のとおりである．適応
となる動脈瘤の局在および最大径に合わせたデバ
イス選択を行う．また，日本脳神経血管内治療学
会の使用指針「頭蓋内動脈ステント（脳動脈瘤治
療用 Flow Diverter）適正使用指針 第 3 版」[1]お
よび施設基準「頭蓋内動脈ステント（脳動脈瘤治
療用 Flow Diverter）実施基準（改訂）」[2]に基づ
き，適切に使用する．

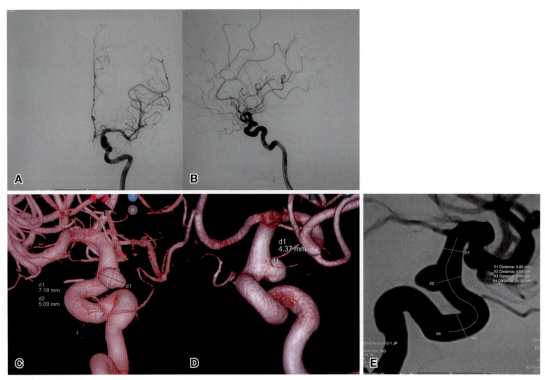

図1 術前診断
A, B：左内頸動脈撮影. C, D：動脈瘤計測. E：母血管計測.

● Pipeline Flex（日本メドトロニック）

内頸動脈の錐体部から床上部および椎骨動脈における最大径 5 mm 以上かつワイドネック型（ネック長：4 mm 以上またはドーム/ネック比 2 未満）

● FRED（テルモ）

内頸動脈の錐体部から中大脳動脈と前大脳動脈の近位部，脳底動脈および椎骨動脈における最大径 5 mm 以上かつワイドネック型（ネック長：4 mm 以上またはドーム/ネック比 2 未満）

● Surpass Streamline/Surpass Evolve（日本ストライカー）

Surpass Streamline は 2021 年 1 月より承認，Surpass Evolve は 2023 年 12 月より承認．内頸動脈の錐体部から床上部における最大径 10 mm 以上かつワイドネック型（ネック長：4 mm 以上またはドーム/ネック比 2 未満）

使用器具

● シース：

5 Fr long sheath（メディキット）

● ガイディングシース：

6 Fr Axcelguide 85 cm STR（メディキット）

● 診断カテーテル：

4 Fr JNS type Ⅰ（メディキット）

● ガイドワイヤー（診断用）：

ラジフォーカスガイドワイヤー M（テルモ）0.035"アングル型 regular wire 200 cm

● ガイドワイヤー（交換法用）：

Amplatz 型エクストラスティッフガイドワイヤー（クックメディカルジャパン）0.035" 260 cm

● 中間カテーテル：

5 Fr SOFIA Select（テルモ）115 cm

● マイクロカテーテル：

Phenom 27（日本メドトロニック）STR 150 cm

● マイクロガイドワイヤー：

ASAHI CHIKAI（朝日インテック）

200 cm（0.014"）

● フローダイバーター：

Pipeline Flex Shield 4.5 mm×20 mm

● PTA バルーン：

TransForm（日本ストライカー）

SC 7 mm×7 mm

● 止血デバイス：

パークローズ ProStyle（アボットジャパン）

フローダイバーターサイズの決定：母血管計測

　想定されるフローダイバーターの留置部位において，遠位端の血管径（3.8 mm），動脈瘤ネック部血管径（4.7 mm），近位端の血管径（4.6 mm）および留置長（24.1 mm）を計測し，添付文書に準じたサイズを決定する．ネックを十分にカバーし，母血管への圧着が重要となるが[3]，留置後の短縮を考慮し，最低でもネック長の3倍程度の長さをカバーするサイズ選択が望ましい．本症例ではPipeline Flex Shield 4.5 mm×20 mmを選択した．

実際の治療

① 準備

治療2週間前から抗血小板薬内服を開始（アスピリン100 mg, クロピドグレル75 mg）．効果判定は治療前日までの臨床症状（皮下出血の程度など）と採血（治療前日）結果で行い，周術期に適宜用量調整を行う．当院ではVerify Now（アイ・エル・ジャパン）と血小板凝集能を測定しているが，本症例のVerify Now 結果がARU380 PRU79とクロピドグレルのhyper responder が疑われ[4]，術後クロピドグレルを50 mgへ減量した．

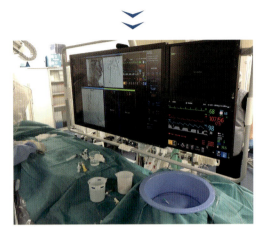

② 環境整備

Angio台のセットアップ方法やモニター，カテーテル，灌流ルートなどの位置調整は術者や施設によって様々であるが，術者にとって画面がみやすく，体の正面でストレスなく操作ができる環境を整えておく．
当院では，患者の足元側にカテーテルやワイヤーを洗浄・準備できる場所を確保し，手技中に助手がデバイス準備のために後ろを振り向くなどの手技画面から目を離す時間を減らす工夫をしている．

③ 穿刺から診断撮影

フローダイバーター留置における血管穿刺部位は，橈骨動脈，上腕動脈，大腿動脈のいずれからも可能であるが[5]，症例ごとに動脈瘤の局在やアクセスルートなどの条件から適切な部位を選択する．本症例では右大腿動脈を選択した．
事前に診断撮影がなされている場合は，シース留置後，標的血管にガイディングカテーテルを誘導する．改めて診断が必要な場合は，標的血管以外の撮影をまず行い（本症例の場合，治療は左内頚動脈瘤であるため，対側の右内頚動脈，椎骨動脈〔優位側のみでも可〕を順次撮影），さらに側副血行の評価を行い，最後に標的血管へアプローチする．

> **Check!** ▷▷
>
> ### 標的血管の3D撮影による術中ワーキングアングル確認
>
> 術中に確認すべきアングル決定のポイントは以下のとおりである．
> ● 動脈瘤のネック・最大径がわかるアングル
> ● 留置が想定される母血管の遠位側と近位側の計測が可能なアングル
> ● フローダイバーター展開留置中に最も母血管全体がみえるアングル
>
> 以上のすべてのポイントを単独のアングルで評価するのは難しく，数方向から撮影を必要とすることが多い．手技中に確認ができるように事前にアングルを記憶し，必要に応じて血管撮影装置を適宜動かすことが重要である．

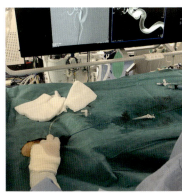 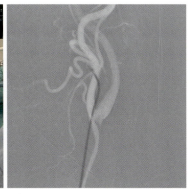

④ ガイディングカテーテル（シース）の誘導（その1）

診断カテーテルを外頚動脈にいったん誘導し，Amplatz extrastiff wire を誘導させる．

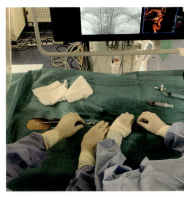 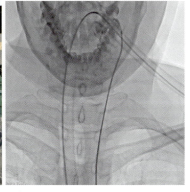

⑤ ガイディングカテーテル（シース）の誘導（その2）

この際，ワイヤーの先端で外頚動脈を損傷しないように注意する．ワイヤーを残したまま診断カテーテル，シースを順に抜去し，同軸にガイディングシース（6 Fr Axcelguide）を総頚動脈まで誘導させる．

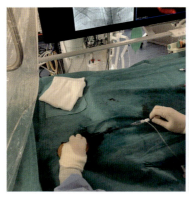
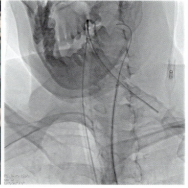

⑥ **ガイディングカテーテル（シース）の誘導（その3）**

交換法によるガイディング誘導．ほかのガイディングシステムを用いる場合は，交換法を用いずに中間カテーテルとガイドワイヤーを併用し，coaxial に標的血管までガイディングを誘導させることも可能である．

⑦ **中間カテーテルおよびマイクロカテーテルの誘導（その1）**

中間カテーテルは，マイクロカテーテル誘導時およびフローダイバーターの誘導・展開時に，重要な補助的役割を果たす．本邦で薬事承認を得た機器であればすべて使用可能（5 Fr 以上）だが，デバイスごとにメーカーが推奨する製品を使用するほうが無難である[6]．症例の血管走行や動脈硬化の程度などに合わせて術者が扱いやすいカテーテルを用いることも可能である．本症例では 5 Fr SOFIA Select 115 cm を選択した．母血管の屈曲程度に応じて先端の形状付けを行うことで，ワイヤーを併用せずより末梢への誘導が可能となる．

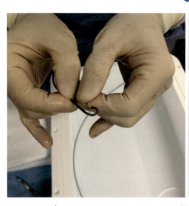
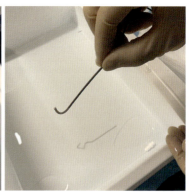

⑧ **中間カテーテルおよびマイクロカテーテルの誘導（その2）**

先端を J-shape 形状とする．

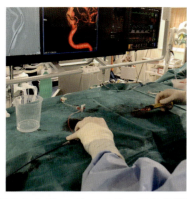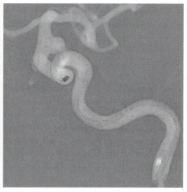

⑨ **中間カテーテルおよびマイクロカテーテルの誘導（その3）**

内頚動脈サイフォン部の近位側まで誘導させた．

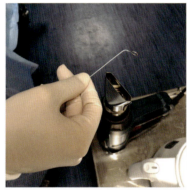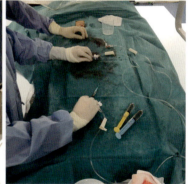

⑩ **中間カテーテルおよびマイクロカテーテルの誘導（その4）**

マイクロカテーテル（Phenom 27）は先端を約30°程度曲げたものを準備し，マイクロガイドワイヤー（ASAHI CHIKAI 200 cm〔0.014"〕）を併用して内頚動脈遠位端から左中大脳動脈M1水平部まで誘導する．

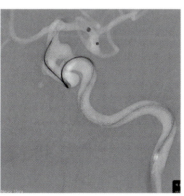

⑪ **中間カテーテルおよびマイクロカテーテルの誘導（その5）**

カテーテルを実際のフローダイバーター展開位置よりも末梢側へ誘導することで，システム全体の予期せぬ滑落を防ぐ．中間カテーテルは，可能であれば動脈瘤を越えた遠位まで誘導しておくとフローダイバーター展開時の手技がさらに行いやすい．

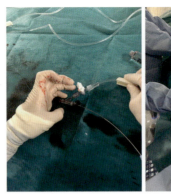
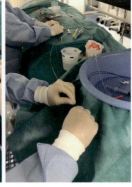

⑫ **フローダイバーターの準備と展開（その1）**

フローダイバーターのイントロデューサー内をヘパリン添加生理食塩水で満たす．
マイクロカテーテル内（Phenom 27）にデリバリーシステムを慎重に入れる．

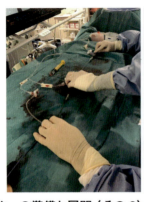
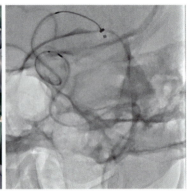

⑬ **フローダイバーターの準備と展開（その2）**

アクセスルートの屈曲が強い場合や，長めのデバイスを選択した場合は，デリバリーワイヤーを押す際の抵抗が強く，誘導の途中でガイディングや中間カテーテルが近位側へ下がったり，逆に末梢へ先進する場合がある．モニター画面でシステム全体の動きを慎重に確認しながら，手元のシステムの位置調整を行う．また，手元の力が伝わるように，助手がガイディングや中間カテーテルの保持をサポートすることも重要である．

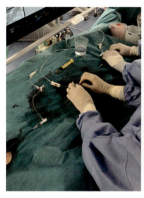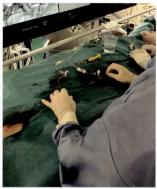

⑭ **フローダイバーターの準備と展開（その3）**

末梢へデバイスが誘導されたら，システム全体を少し引き戻し，フローダイバーターの遠位端の展開位置を決定する．同部よりマイクロカテーテルをゆっくりと左手で引きながら右手でデリバリーワイヤーを押して展開（unsheath する）を開始する．

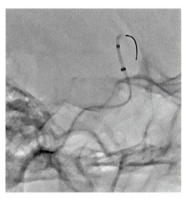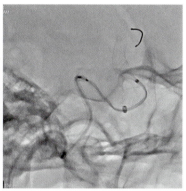

⑮ **フローダイバーターの準備と展開（その4）**

システムが近位側に下がってしまうリスクがあるため，展開は若干遠位側から開始するとよい．この際ステントの展開位置のみならず，デリバリーワイヤーの先端が末梢血管や穿通枝へ迷入していないか十分に注意する．

⑯ **フローダイバーターの準備と展開（その5）**

必要に応じてガイディングから撮影を行い，展開位置，末梢の血流，血管攣縮の有無などを確認する．展開中盤では，デバイスの twisting や flattening が起こっていないかを確認する[7]．デバイスが最も視認しやすいアングルとなるように panel の位置調整を行うことも重要である．完全展開後は，慎重にマイクロカテーテルとデリバリーワイヤーを抜去するが，時に近位側のステントが短縮することがあるため注意する[8]．中間カテーテルは次の操作（PTA）に備えて近位側にとどめておく．

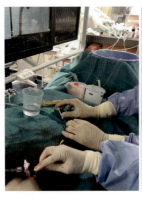 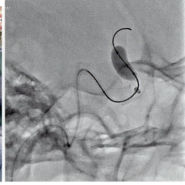

⑰ ステント留置後の確認とPTA

Cone beam CT を撮影し，ステントの母血管への圧着不十分な箇所に対してPTAを行う．TransForm SC 7 mm×7 mm と CHIKAI X 014 200 cm の組み合わせを選択．PTAバルーンの誘導時，ワイヤーがデバイスと母血管の間に迷入したり，デバイスの mesh に引っかかることがあるため注意する．スムーズに誘導しづらい場合はワイヤーの先端を J-shape にするとよい．また，中間カテーテルをフローダイバーターの近位にできるだけ近づけることでバルーン全体の誘導を容易にする．

⑱ 最終撮影と止血

最終撮影時はワーキングアングルおよび全体像を撮影し，ステントの急性閉塞や末梢血管の描出に問題がないかを確認する．穿刺部に止血デバイスを用いる場合，誘導時のガイドワイヤーの腹部血管や腎動脈などへの迷入に注意する[9]．

術後の経過

神経症状出現なく経過し，治療翌日に穿刺部トラブルなく安静解除した．CT/MRIにて脳梗塞や出血性変化がないことを確認し，術後抗血小板薬はクロピドグレルを減量（75 mgから50 mg）して退院．退院後1カ月目に外来で，頭痛，神経症状，穿刺部疼痛や浮腫などがないことを確認した．今後は治療半年後を目安に血管造影検査を予定する．

まとめ

未破裂脳動脈瘤に対するフローダイバーター治療に関する基本的手技について解説を行った．十分な患者情報を得たうえで，フローダイバーター以外の治療法の可能性についても検討し，最終的に適応を判断することが重要である．周術期の血栓塞栓合併症，出血合併症を回避するためには抗血小板薬を含めた周術期管理に注意が必要である．

安全かつ確実な治療のためには，それぞれの症例にあった適切なデバイスとサイズ選択を行い，フローダイバーターの誘導時，展開開始直前，展開中，展開後それぞれに注意すべきポイントを意識する．

今回提示した代表症例は，Pipeline Flex Shieldを用いた手技であったが，ほかのフローダイバーター（FRED・Surpass）を用いる場合は，各デバイスの特徴を十分に理解したうえで手技を行う必要がある．

しかしながら，基本的な手技操作において注意すべき点は，すべてのデバイスにおいて共通していることを理解しておく．また，治療環境（術者や助手の立ち位置，モニターの位置，高さなど）を整えておくことや，血管撮影装置のパネルを状況に応じて動かしながら，常にデバイスの視認性をよくして手技を行うことなどの工夫も大切である．

文献

1) 日本脳神経外科学会 ほか：頭蓋内ステント（脳動脈瘤治療用 Flow Diverter）適正使用指針 第3版（最終閲覧 2024年6月），http://www.jsnet.website/documents.php?id=109
2) 日本脳神経外科学会 ほか：頭蓋内動脈ステント（脳動脈瘤治療用 Flow Diverter）実施基準（改訂）（最終閲覧 2024年6月），http://www.jsnet.website/documents.php?id=109
3) Rouchaud A, et al：Wall Apposition Is a Key Factor for Aneurysm Occlusion after Flow Diversion：A Histologic Evaluation in 41 Rabbits. AJNR Am J Neuroradiol 37：2087-91, 2016
4) Delgado Almandoz JE, et al：Last-recorded P2Y12 reaction units value is strongly associated with thromboembolic and hemorrhagic complications occurring up to 6 months after treatment in patients with cerebral aneurysms treated with the pipeline embolization device. AJNR Am J Neuroradiol 35：128-35, 2014
5) Kühn AL, et al：Anatomic Snuffbox（Distal Radial Artery）and Radial Artery Access for Treatment of Intracranial Aneurysms with FDA-Approved Flow Diverters. AJNR Am J Neuroradiol 42：487-92, 2021
6) 日本脳神経外科学会 ほか：脳血管内治療用中間カテーテル 適正使用指針（最終閲覧 2024年6月），http://www.jsnet.website/documents.php?id=109
7) Bender MT, et al：Twisting：Incidence and Risk Factors of an Intraprocedural Challenge Associated With Pipeline Flow Diversion of Cerebral Aneurysms. Neurosurgery 88：25-35, 2020
8) Kellermann R, et al：Deployment of flow diverter devices：prediction of foreshortening and validation of the simulation in 18 clinical cases. Neuroradiology 61：1319-26, 2019
9) Ram H, et al：Iatrogenic Aortic Dissection Associated With Cardiac Surgery：A Narrative Review. J Cardiothorac Vasc Anesth 35：3050-66, 2021

|| 疾患別解説

③ ›› 頭蓋内ステント留置術
（頭蓋内血管狭窄）

西堀正洋　名古屋大学 脳神経外科
泉 孝嗣　名古屋大学 脳神経外科

POINT

›› 当該狭窄病変が長くみえる角度で撮影を行う.
›› ステント内血栓症を念頭において
　手技中に真腔を失わないようにする.
›› 血管径を測定し血管損傷を起こさないデバイス選択を心がける.
›› 狭窄病変周辺の穿通枝の存在にも留意する.

症例紹介

●患者：76歳，男性.
●既往歴：胆嚢炎，胃潰瘍 1 カ月前に右肺がんを診断され，来月に手術を予定されたところであった. 来院 3 日前から左上下肢脱力，歩行時の左側へのふらつきを自覚しており，来院前日に衝突事故を起こしていた. 来院日は，運転中に意識消失し，二度目の交通事故を起こし，walk-in で当院受診. 来院時バイタルは 36.5℃，血圧 190/80，脈拍 80 であった. 来院後 2 時間で左片麻痺が徐々に悪化し，MRI が撮像された. MRI 撮像後から空間無視も出現し，頭蓋内 MRI および MRA 画像にて急性期梗塞と主幹動脈に異常があるために当科にコンサルトがあった (図1). 左麻痺は MMT 2-3 レベルで症状が動揺していた. 来院時バイタルは血圧 150/119，HR 65 整，SpO2 98%（Room Air），来院時採血では白血球数と CRP が軽度上昇，D ダイマー 2.0（µg/mL）であり，他に有意な異常所見は認めなかった. MRI 撮影後

に NIHSS 15 点まで進行性に症状が増悪したことから閉塞している可能性を考慮し，同日緊急で血栓回収もしくは血行再建を行う方針とした.

適応

症候性頭蓋内血管狭窄に対してステント留置群と薬物治療を比較した RCT が SAMMPRIS[1] をはじめとして，VISSIT[2]，VIST[3]，CASSISS[4] などが組まれたがステント留置術による有意な脳卒中予防効果は示すことはできず，本邦の『脳卒中治療ガイドライン 2021（改訂 2023）』[5] には "経皮的血管形成術ならびにステント留置術の有効性は確立していない（推奨度 C，エビデンスレベル中）" と記載されている.

Wingspan Stent System（日本ストライカー）の市販後調査である WEAVE trial[6] ではステント留置群の比較的高い安全性（周術期合併症 2.6%）を示していることから，現時点は十分な内科薬物治療を行ったうえで本試験に準じた症例選択を行うべきであると考えている. 具体的には 2 mm 以

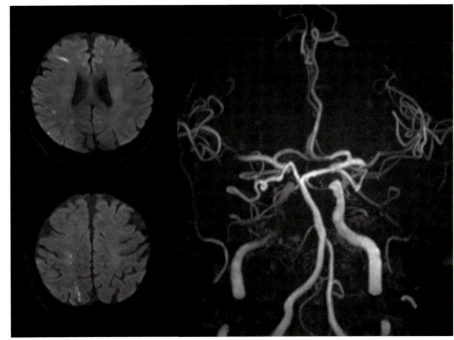

図1 来院時の拡散強調画像とMRA

上の血管における狭窄病変で，脳卒中発作から8日以上経過したタイミングでの介入で，7日間以上のDAPT投与後がある．また，筆者はMori分類[7]も常に念頭に置き，Type Cと呼ばれる高リスク病変（10 mm以上，高度蛇行，急角度など）に対しては可能な限りPTAは回避している．

高リスク病変に不用意に治療介入するとvessel ruptureを起こし，致命的合併症を生じることがあり，危険である．本稿で示す症例は症状が明らかに時間的多発性かつ進行性であったため，LVOと同様の早期血行再建が望ましいと判断した．頭蓋内動脈狭窄症に対して国内で唯一保険適応を有するステントはWingspan Stent Systemのみである．Wingspanを使用する状況は，血管形成術時に生じた血管解離，急性閉塞，または切迫閉塞に対する緊急処置，ほかに有効な治療法がないと判断される血管形成術後の再治療時となっている．

使用器具

頭蓋内PTAで頻用するPTAバルーンと，Wingspan Stent Systemについて表1と表2にそのスペックをまとめた．ガイディングカテーテルは内腔0.067 inch以上であれば表1と表2に示したデバイスは挿入可能である．ただし，狭窄病変の治療ではガイディングカテーテルのサポート力は非常に重要であり，一度確保した真腔を失ってはいけないため，手技中に動かない堅牢なシステムのほうが望ましい．

また，病変部の血栓合併症や閉塞の可能性も懸念されるため，当施設では8 Frのバルーン付きガイディングカテーテルを主に使用している．基本的には通常の0.014 inchのマイクロガイドワイヤーとExcelsior SL-10 Microcatheter（日本ストライカー）などのマイクロカテーテルでlesion crossしたうえで，ワイヤーを先端が非常に柔軟なASAHI CHIKAI 315 EXC（朝日インテック）に

表1 頭蓋内 PTA で頻用する PTA バルーンのスペック

	UNRYU xp	Gateway-OTW		Gateway-MR	
構造	monorail	over-the-wire		monorail	
バルーン径 (mm)	1.5, 2.0, 2.5	1.5, 2.0, 2.5, 3.0, 3.5, 4.0		2.0, 2.5, 3.0, 3.5, 4.0	
バルーン長 (mm)	10	9, 12, 15, 20		9, 12, 15, 20	
カテーテル有効長 (mm)	1,500	1,350		1,400	
シャフト径 (Fr)	1.9〜2.6	2.3〜3.2		1.8〜2.7	
推奨ガイドワイヤー (inch)	0.014	0.014		0.014	
最小ガイドカテーテル (inch)	0.067	0.064		0.058	
先端プロファイル (inch)	0.017	0.017		0.017	
推奨拡張圧, 最大拡張圧 (atm)	6, 14	1.5 mm, 2 mm, 3.5 mm, 4.0 mm	6, 12	2.0 mm, 3.5 mm, 4.0 mm	6, 12
		2.5 mm, 3.0 mmmm	6, 14	2.5 mm, 3.0 mm	6, 14

表2 Wingspan Stent System のスペック

構造	over-the-wire
ステント径	2.5 mm, 3.0 mm, 3.5 mm, 4.0 mm, 4.5 mm
推奨血管径	表示径〜表示径マイナス 0.5 mm まで
ステント長	9 mm, 15 mm, 20 mm
推奨ステント長	病変長よりも 6 mm 以上長いもの
カテーテル有効長	1,350 mm
シャフト径	3.5 Fr (1.17 mm)
推奨ガイドワイヤー	0.014 inch
最小ガイドカテーテル	0.064 inch (6 Fr)
先端プロファイル	0.027 inch

入れ替える．手技中の末梢血管でのワイヤー先端による予期せぬ穿通を予防するためである．

　十分にワイヤーを末梢まで渡したうえで，4 hands でしっかりとデバイスの保持を行いながら PTA バルーンやステントにカテーテル交換を行っている．カテーテル交換を失敗するとガイドワイヤーが近位へ移動して確保したはずの真腔を失ってしまうことがあるので，狭窄度が中等度で必ず

しもカテーテル交換が必要ではないと判断した場合には，最初のマイクロカテーテルでの lesion cross を省略し，PTA バルーンとマイクロガイドワイヤーで慎重に lesion cross することも選択肢である．

　PTA バルーンのサイズは隣接正常血管径を参照して，少し小さい径を選択している．硬膜内で穿通枝が近傍から起始しているときは正常血管径

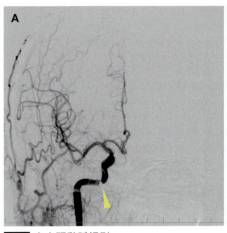
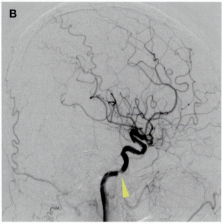

図2 右内頚動脈撮影
A：正面像．B：側面像．狭窄部（矢頭）．

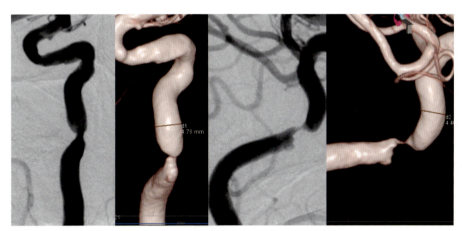

図3 治療時のワーキング画像とそれに対応する3D-RAのVR画像
VR：volume rendering.

の60％，そうでない場合は80％程度を目安とする．50％以上の残存狭窄がある場合は後拡張を考慮する．Wingspan Stent Systemは，病変長よりも6 mm以上長く，隣接正常血管の広いほうの径に合わせて選択する．

実際の治療

局所麻酔下にて8 Fr 25 cmロングシースを右大腿動脈に挿入した．全身ヘパリン化を行い，ACTは300以上まで延長させた．OPTIMO EPD（東海メディカルプロダクツ）8 Fr/90 cmを6 Fr SimmonsカテーテルとラジフォーカスガイドワイヤーM（テルモ）0.035 inchを用いて右内頚動脈に誘導・留置した．

撮影を行ったところ（**図2**）内頚動脈の閉塞は生じておらず，高度狭窄をC5（petrous segment）に認めたため，3D-RA（three-dimensional rota-

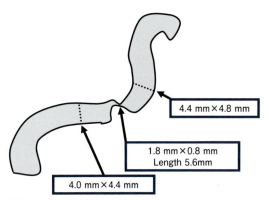

図4 血管径のシェーマ
近位血管が 4 mm 程度であることから，使用したバルーン径は最終的に 3.5 mm を選択した．ステント径は 4.5 mm を選択している．

tional angiography）を行い，血管径の測定とワーキングアングルの作成を行った (**図3**)．

右内頸動脈および中大脳動脈は，この狭窄により流速が落ちており，責任病変であることは明らかであった．血管形成術を行うと決めたため，各種撮影を行うと同時にバイアスピリン 300 mg とエフィエント 20 mg を内服させた．

狭窄部は偏心性で 0.8 mm×1.8 mm であり，前後の血管径をシェーマとともに示す (**図4**)．狭窄率は WASID 法では 74％であった．まずは Excelsior SL-10 Microcatheter one-marker を ASAHI CHIKAI 14 で病変部を通過させた．

Lesion cross は容易であり，M1 distal までマイクロカテーテルを誘導した．その後，ASAHI

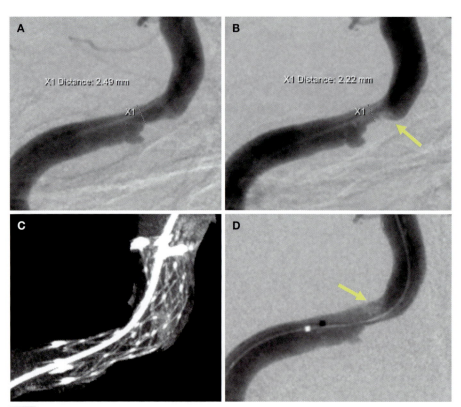

図5 術中画像
A：PTA 直後の血管撮影．
B：10 分後．再狭窄と少量の血栓形成（矢印）を認める．
C：Wingspan stent system 留置後の CBCT の MIP 画像．
D：ステント留置後 30 分後の DSA．病変部やステント内は手技中の血栓形成に常に留意しているが，頭蓋底や眼窩縁の骨や石灰化が被っていると血栓と誤認識することがあり，場合によっては透視角度を変えている．

CHIKAI 315 EXC を Excelsior SL-10 Microcatheter に挿入し，カテ室常駐の UNRYU xp（カネカメディックス）2 mm×10 mm にカテーテル交換を行った．1 atm/10 秒の速度で緩徐に PTA バルーンを拡張させ（slow inflation），6 atm で 60 秒 PTA を実施した．

その後に Gateway MR 3.5 mm×12 mm に交換した．OPTIMO のバルーンを拡張して血流遮断下に 1 atm/10 秒の slow inflation を同様に行い，10 atm で 30 秒まで拡張させた．

ガイディングカテーテルから血液を吸引した後に Optimo のバルーンを deflation した．その後，撮影を行い，狭窄部は 2.5 mm×3.1 mm と拡張を得ていたが，10 分程度で 2.1 mm×2.2 mm まで再狭窄を認め，部分的に血栓形成を認めた (図 5A, B)．

したがって，急性閉塞のリスクがあると考え，ス

テント留置を追加する方針とした．ASAHI CHIKAI 315 EXC を残しながら Gateway を抜去し，Wingspan Stent System 4.5 mm×20 mm を留置した．7 倍希釈造影剤を用いた高解像度 CBCT を撮影した (図 5C)．ステントの拡張は良好であったが，依然として病変部に血栓を疑うわずかな造影欠損があり (図 5 D)，ステント内血栓が示唆されたため 10 分ごとに繰り返し血管撮影を行い，30〜40 分ほど観察を行い，血栓形成の増悪がないことを確認し終了とした．

最終的な最狭窄部は 2.1 mm×3.1 mm の拡張を得た．各種撮影および CBCT で出血合併症がないことを確認した．穿刺部は止血デバイスを用いて止血および固定した．術直後，速やかに右共同偏視や左上下肢麻痺は改善した．

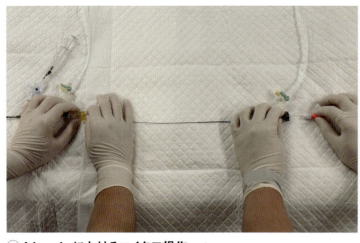
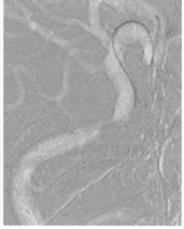

①**4 hands におけるマイクロ操作**

4 hands におけるマイクロ操作は，術者はマイクロガイドワイヤーを持つ．
助手（もしくは指導的助手）はマイクロカテーテルを保持し適宜操作している．

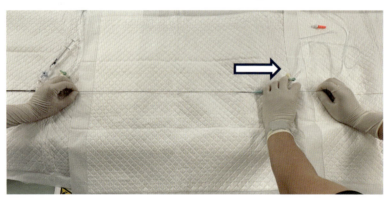
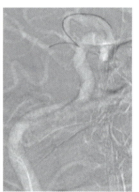

②**カテーテル交換（その1）**

ロングワイヤーを動かさずにマイクロカテーテルを抜去しているところ．術者左手と助手の保持する部分の間のカテーテルにテンションをかけて，たわみを作らないようにしながら，術者はワイヤーを保持しながら左手を少しずつ右側に動かしてカテーテル抜去を行っている．

142

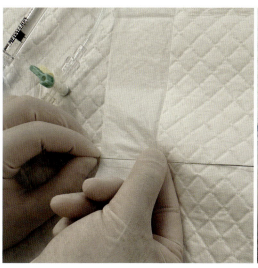 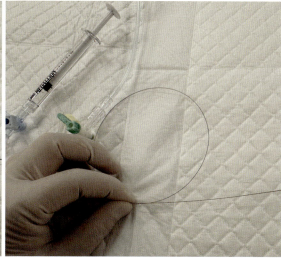

③ **カテーテル交換(その2)**

マイクロカテーテルが抜去されると，助手の手元にワイヤーが露出する．この時，ワイヤーを強く保持してもらったことを確認してから，術者はマイクロカテーテル抜去する．デバイス間の摩擦が強いと，抜去時にワイヤーも一緒に抜けてしまい，真腔を失ってしまうおそれがある．この際に助手はワイヤーにループを作っておけば，不用意に引き抜けてしまうリスクを軽減できる．

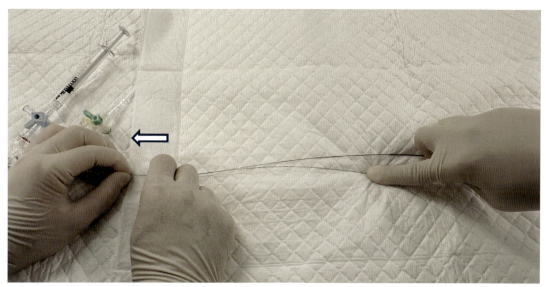

④ **カテーテル交換(その3)**

モノレールタイプのバルーンを誘導する場合にも助手にワイヤーが動かないように把持してもらい，術者は回転式Yコネクターを適宜緩めながらバルーンを前進させる．

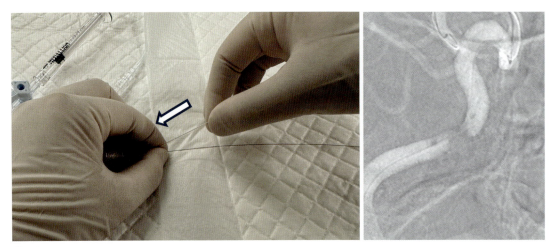

⑤ **バルーンを前進**

モノレールルーメンがガイディング内に入った後に，左手で回転式 Y コネクターとともにマイクロガイドワイヤーを保持し，右手でバルーンを前進させている．術中画像はバルーンが病変に到達している．

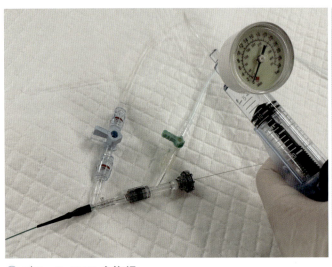
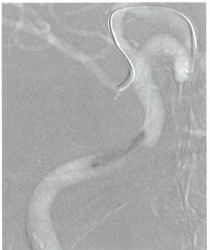

⑥ **バルーン PTA を施行**

インデフレーターでバルーン PTA を施行している．Over-the-wire type のバルーンを用いた様子．術中画像はバルーンへ加圧を行っているところ．頭蓋内 PTA（特に硬膜内）では 1 atm を 10～30 秒程度かけながら緩徐に拡張させている．

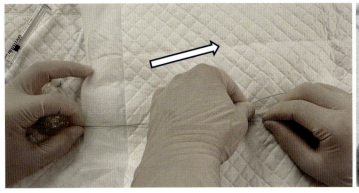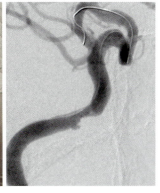

⑦ **PTA バルーンを抜去**

ロングワイヤーを残して，PTA バルーンを抜去しているところ．助手にガイディングカテーテルとバルーンのシャフトを軽く保持してもらいながら，術者は右手でワイヤーを保持し，左手でゆっくりとバルーンを抜去している．

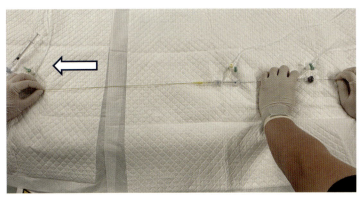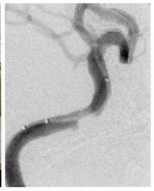

⑧ **Wingspan stent system を誘導**

Wingspan stent system を誘導しているところ．これまでの手技と同様にデバイスにたわみができないように術者は左手でステントシステムのシャフトを把持し，右手でワイヤーをしっかり保持している．ガイディング側に立っている術者がゆっくりとステントシステムを前進させていく．透視下でワイヤー先端とガイディングの滑落に留意しながら手技を行う．

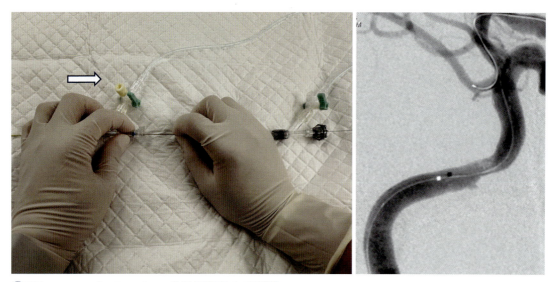

⑨ **Wingspan stent system を目標部位まで誘導**

　Wingspan stent system を目標部位まで誘導して血管撮影を行う．ステント留置は頚動脈ステントと同様で左手を手前に引くかたちでアンシースする手技が中心になる．留置する際にステントシステムが少し下がる挙動もよくみられるため，ステントの展開をはじめるまでは，慎重な手技を心がけ，適宜位置調整を行う．

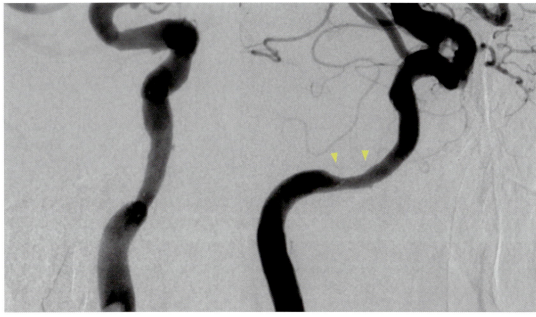

図6 1年後の血管撮影のワーキング画像
ステント近位部に内膜肥厚と思われる再狭窄を認める(矢頭).

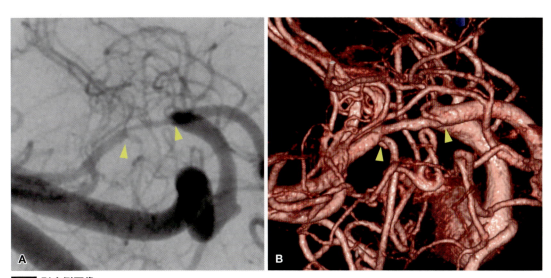

図7 別症例画像
A:DSA. B:3D-RA 画像. 40 歳代, 男性の TIA で発症した右 M1 狭窄. 狭窄部前後にある穿通枝と皮質枝 (矢頭).
本症例は PTA に伴う snow-plow effect を懸念し, 積極的内科治療を選択. 5 年以上脳卒中の再発は認めていない.

術後経過

　術後経過は順調であり，リハビリテーションも不要であったため，アスピリン100 mg，クロピドグレル75 mgの2剤を内服したまま早期退院となった．術後約1カ月後にヘパリンブリッジを経て短期の抗血小板薬休薬下に肺がん手術が問題なく施行された．術後半年後にアスピリン単剤へ抗血栓薬は減量し，1年後の血管撮影ではステント内膜形成に伴う再狭窄を認めている（図6）が，PTA直後と同様に末梢血流も良好であることや無症候であることからアスピリン単剤の内服を継続しながら経過観察を行っている．

まとめ

　症候性頭蓋内血管狭窄に対する血管内治療は，薬物治療と比較して有効性はまだ確立していない．硬膜内血管であれば細径になり，さらに穿通枝の存在にも留意しなければならない（別症例，図7）．しかしながら，本稿症例のように血行再建すれば虚血性脳卒中の進行を改善させる場合もあるのも事実である．血栓回収術の1～2割では頭蓋内血管狭窄を合併するといわれており[8]，遭遇する可能性がある．出血性合併症は致命的になり得るため，極力回避しながら治療にあたっていただきたい．

文献

1) Chimowitz MI, et al：Stenting versus aggressive medical therapy for intracranial arterial stenosis. N Engl J Med 365：993-1003, 2011
2) Zaidat OO, et al：Effect of a balloon-expandable intracranial stent vs medical therapy on risk of stroke in patients with symptomatic intracranial stenosis：the VISSIT randomized clinical trial. JAMA 313：1240-8, 2015
3) Markus HS, et al：Stenting for symptomatic vertebral artery stenosis：The Vertebral Artery Ischaemia Stenting Trial. Neurology 89：1229-36, 2017
4) Gao P, et al：Effect of Stenting Plus Medical Therapy vs Medical Therapy Alone on Risk of Stroke and Death in Patients With Symptomatic Intracranial Stenosis：The CASSISS Randomized Clinical Trial. JAMA 328：534-42, 2022
5) 一般社団法人日本脳卒中学会　脳卒中ガイドライン委員会　編：脳卒中治療ガイドライン 2021〔改訂 2023〕．協和企画，東京，92-3，2023
6) Alexander MJ, et al：WEAVE Trial：Final Results in 152 On-Label Patients. Stroke 50：889-94, 2019
7) Mori T, et al：Follow-up study after intracranial percutaneous transluminal cerebral balloon angioplasty. AJNR Am J Neuroradiol 19：1525-33, 1998
8) Yoshimura S, et al：Endovascular Therapy in Ischemic Stroke With Acute Large-Vessel Occlusion：Recovery by Endovascular Salvage for Cerebral Ultra-Acute Embolism Japan Registry 2. J Am Heart Assoc 7：e008796, 2018

‖ 疾患別解説

4 >> 頚動脈ステント留置術（頭蓋外血管狭窄）

渋谷航平　新潟大学脳研究所 脳神経外科
長谷川 仁　新潟大学脳研究所 脳神経外科

POINT

>> 頚動脈ステント留置術（CAS）が広く普及しているが，
不安定プラークなどの高リスク症例では
頚動脈内膜剥離術（CEA）や内科治療を含めて
慎重に適応を判断する.

>> ステントやプロテクション法の特徴を理解して，
症例ごとに治療方針を決める必要がある.

>> Dual layer stent である CASPER Rx が適応となり，
不安定プラーク症例でも効果が期待される.

>> CASPER Rx の展開に際して，
狭窄部を有効長部分で十分にカバーすることが重要である.

症例紹介

●患者：73 歳，男性.
●既往歴：心房細動，高血圧症，糖尿病，脂質異常症で投薬管理中であった. 4 年前に偶発的に無症候性右頚部内頚動脈狭窄症を指摘された. 5 分程度で消失する左上肢の脱力発作を経過観察中に 2 回認めた. MRI では右中心前回に小梗塞を認め，また右頚部内頚動脈の狭窄の進行を認めた（図1）ため，精査加療目的に紹介された.

適応

　SAPPHIRE trial[1, 2]が発表されて以降，頚動脈ステント留置術（carotid artery stenting：CAS）が多くの施設で行われるようになり，本邦においては CAS が頚動脈内膜剥離術（carotid endoarterectomy：CEA）の 2 倍以上施行されている.

　SAPPHIRE trial は，CEA 高リスク群を対象とした CEA と CAS との RCT であり，CAS の有効性を示す重要なエビデンスの 1 つである. その対象は狭窄率 50％ 以上の症候性病変と 80％ 以上の無症候性病変であり，この基準を採用している施設が多いように思われる. 内科治療の成績も向上しているため，特に無症候性病変に対する CAS の適応は以前にも増して慎重になるべきである.

　近年，超音波検査や MRI によるプラーク性状

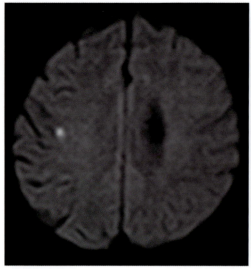
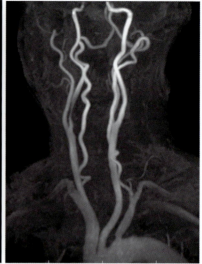

図1 症例画像

の評価が積極的に行われている．不安定プラークは脳梗塞の発症のリスクでもあるが，CAS周術期の虚血性合併症のリスク因子でもある[3]．不安定プラークの症例においてはCEAや内科治療を含めて慎重に治療方針を決める必要がある．Dual layer stentであるCASPER Rx（テルモ）が登場し，不安定プラーク症例の虚血性合併症の抑制が期待されている[4, 5]．

使用器具

CASにおいて，術中の遠位塞栓症の予防のためにembolic protection device（EPD）の使用は必須である．EPDは，distal protectionとproximal protectionに大きく分かれ，distal protectionはfilter型とballoon型に分かれる．それぞれの特徴を理解して使用する必要がある．利点・欠点を表1に示す．

①Distal filter protection

Distal filter protectionは手技が最もシンプルであり，病変部の順行性血流が保たれた状態で手技ができるのが利点である．また，balloon型と異なり，手技中に造影が可能となることも特徴である．Spider FX（日本メドトロニック）では，0.014 inchのマイクロガイドワイヤーが使用可能であり，狭窄が強い症例での病変部通過の際に有効である．一方でfilterの網目よりも細かいdebrisを捕捉することができず，塞栓性合併症を来すおそれがある．また，不安定プラークや多量のプラークが存在するとfilterが目詰まりを起こし，slow flowやno flowが生じ，脳梗塞のリスクとなり得るので注意が必要である．この場合，吸引カテーテルにより十分なdebrisの吸引が必要となるため，バルーンガイディングカテーテルの留置が必須である．

Distal balloon protectionはCarotid Guardwireが販売停止になって以降，使用ができない状態が続いていたが，2024年2月にOptimal wire（東海メディカルプロダクツ）が使用可能となった．Debrisの飛散予防効果はfilter型に比べて高い反面，虚血耐性のない症例には使いづらいという欠点がある．

②Proximal protection

Proximal protectionは，Mo.Ma Ultra（日本メドトロニック）が使用可能である．病変部を通過することなく，protectionが完成することが最大の

表1 embolic protection device の利点・欠点

	Distal filter protection	Distal balloon protection	Proximal protection
デバイス	FilterWire EZ, Spider FX	Optimal Wire	MO.MA Ultra
利点	・頭蓋内への順行性血流が保たれる ・術中に造影が可能	・Debris 飛散予防効果が高い	・最も debris の飛散予防効果が高い ・狭窄部を通過前からプロテクション可能 ・Distal protection と併用可能 ・Flow reversal が可能
欠点	・slow/no flow になることがある ・Filter より細かい debris はキャッチできない	・虚血耐性のない症例には困難	・手技が煩雑 ・虚血耐性のない症例には困難

特徴である．総頸動脈と外頸動脈をバルーンで閉塞させることにより，内頸動脈の血流を停滞もしくは逆流させることで，塞栓性合併症を予防する．

手技が煩雑となることや２つのバルーンが一体化されたシステムのために手技途中でのガイディングカテーテルの位置調整や移動が難しいなどの欠点があるが，塞栓症の予防効果は最も高い．Distal balloon protection と同様で虚血耐性がない症例には使いづらいが，distal filter protection と併用することでバルーンによる閉塞時間を短くすることが可能である．

当科では proximal protection と distal filter protection を併用することが多く，本症例においても同方法を採用した．Mo.Ma Ultra は使用方法がやや煩雑で制限があるため，外頸動脈の閉塞には SHORYU（カネカメディックス）を用いた．狭窄部通過の際に総頸動脈と外頸動脈を閉塞して flow reversal 下に filter を内頸動脈の遠位に誘導し，以降は distal filter protection で手技を行った．

ステントは，現在は４種類が使用可能であり，特徴を知ることが重要である．各ステントの特徴を**表2**に示す．

③Open cell ステント

Open cell ステントには，PRECISE PRO RX（カネカメディックス）と Protégé RX Carotid Stent System（日本メドトロニック）がある．Radial force が強く，血管壁に密着しやすいという特徴があり，屈曲病変や内頸動脈と総頸動脈の口径差がある症例に適している．ステントの cell area が広いためにプラーク逸脱のリスクが高い．展開時に短縮が少ないので，狙った位置に留置しやすいが，リシースすることができないという欠点もある．

表2 各ステントの特徴

	PRECISE PRO RX	Protégé RX Carotid Stent System	Carotid Wallstent Monorail	CASPER Rx
外観				
材質	エルジロイ（コバルトクロム）	ナイチノール（ニッケルチタン）	ナイチノール（ニッケルチタン）	ナイチノール（ニッケルチタン）
ステント構造	Open cell stent	Open cell stent	Closed cell stent	Double-layer stent
プロファイル	5 Fr (6-8 mm) 6 Fr (9-10 mm)	6 Fr (8-10 mm)	5 Fr (6-8 mm) 5.9 Fr (10 mm)	5 Fr (6-10 mm)
ステント長	20-40 mm	30-60 mm	21-31 mm	18-40 mm
長所	・血管壁への密着がよい ・radial force が強い	・血管壁への密着がよい ・radial force が強い	・プラーク逸脱予防効果が高い ・リシース可能	・プラーク逸脱予防効果が最も高い ・リシース可能
短所	・リシースができない ・プラークが逸脱する可能性がある	・リシースができない ・プラークが逸脱する可能性がある	・短縮する ・血管壁への密着が弱い ・直線化する	・短縮する ・血管壁への密着が弱い ・直線化する
特徴	・血管壁への密着性	・テーパード型がある ・60 mm のロングサイズあり	・デリバリーが柔軟	・メッシュが細かくプラーク逸脱が少ない ・金属量が多く，急性期には使いづらい

④Closed cell ステント

Closed cell ステントには，Carotid Wallstent Monorail（ボストン・サイエンティフィック・ジャパン）がある．Radial force が弱く，プラーク逸脱は起こりづらいため，不安定プラークの症例に適した構造である．リシースが可能であるため，留置部位の調整は可能であるが，留置後に短縮するので注意が必要である．また，radial force が弱いために術後総頚動脈に滑落することもあるため，十分遠位から展開することが重要である．屈曲病変に留置すると血管が直線化し，遠位部がkink することがあるので，屈曲が強い症例への使用は控えるべきである．

⑤Dual layer stent

2020 年に dual layer stent である CASPER Rx が国内で使用可能となった．内側の細い素線で細かいメッシュを形成することでプラークの突出を防ぎ，外側の太い素線で荒いメッシュを形成し，ステント拡張の際の radial force を保っている．拡張の際には両者が同期して広がるように，両者の間にはタンタルワイヤーが織り込まれている（interwoven 構造）．CASPER Rx の国内臨床試験は国内 13 施設，140 例で行われ，症候性病変が 39.3％，CEA ハイリスク症例が 39.3％であった．30 日以内の脳卒中，死亡，心筋梗塞と 1 年以内の同側脳卒中はわずか 1.4％であり[4]，良好な成績であった．Carotid Wallstent Monorail と同様に braided stent であり，closed cell ステントに大別されるため，radial force が弱い点や屈曲病変

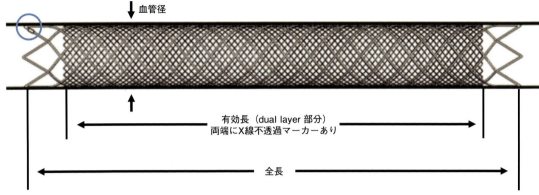

図2 CASPER Rx の X 線不透過マーカー

表3 CASPER Rx の有効長

ステント寸法 (非拘束時)		ステント外径より 1 mm 小さい血管径に留置した時		ステント外径より 2 mm 小さい血管径に留置した時	
ステント外径 (mm)	有効長 (mm)[*2]	有効長 (mm)	全長 (mm)	有効長 (mm)	全長 (mm)
6[*1]	30	40	53	43	58
7[*1]	25	30	47	36	52
7[*1]	30	40	53	44	60
8	20	25	46	27	40
8	25	30	49	38	54
8	30	40	55	45	61
8[*1]	40	50	67	60	75
9	20	30	45	33	48
9	30	40	55	45	60
10	20	30	45	35	50
10	30	40	55	45	60

[*1]: 受注生産.
[*2]: 長さ表記がほかのステントと異なり, 有効長での表記.

に向かないなどの特徴は同様である. リシースが可能な点も同様であるが, ステントの長さ表記がほかのステントと異なり, CASPER Rx は有効長で表記されている点に注意が必要である. 実際に留置すると有効長 (dual layer 部分) より全長が 1 cm 以上長くなることに注意してステントの留置部位を決定する必要がある(図2, 表3). また, 金属量が多いために血栓症のリスクが高く, 緊急 CAS における使用においては血栓形成ハイリスクとの報告もあり[6], 推奨されない.

本症例においては屈曲が強くない病変であること, 血栓の遠位飛散を抑制することが狙いで CASPER Rx を選択した.

実際の治療

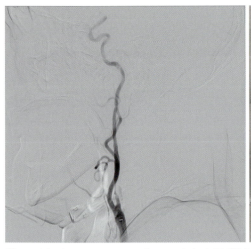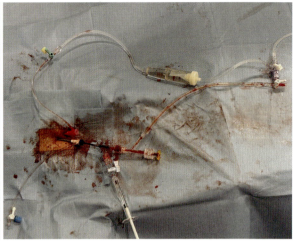

① 局所麻酔下に 8 Fr ロングシースを右大腿動脈に留置した後に，4 Fr ショートシースを右大腿静脈に留置した．8 Fr バルーンガイディングカテーテルを右総頸動脈に留置し，4 Fr シースと接続することで flow reversal の回路を作成した．

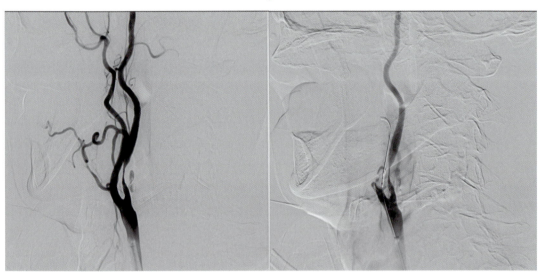

② 3D 回転 DSA を行い，ワーキングアングルとして最狭窄部が最も確認しやすい角度を設定した．SHORYU を外頸動脈に誘導し，inflation して閉塞を確認した．

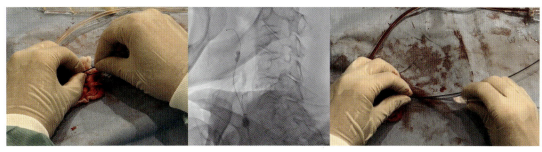

③ 狭窄部の直前まで FilterWire EZ（FWEZ）を進めたが，この際に SHORYU が動かないように左手で把持した．総頚動脈を閉塞させて，血流が逆流していることを確認した．

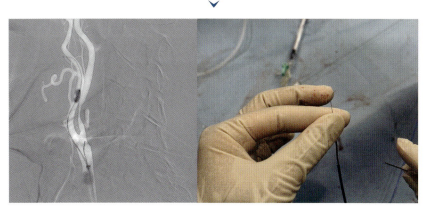

④ Flow reversal 下に lesion cross に移るが，lesion cross しやすいように当科ではワイヤーの先端を緩やかに曲げるようにしており，「稲穂カーブ」と呼んでいる．

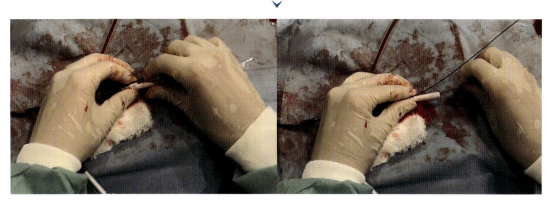

⑤ FWEZ を狭窄部より十分遠位に誘導し（狭窄部遠位から 3 cm 以上離れた部位が推奨），プロテクションワイヤーに沿ってトルカーを滑らせ，Y コネクターの部位で固定した．デリバリーシースを後退させて，FWEZ を展開した．

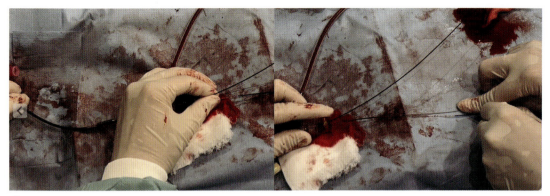

⑥ さらにデリバリーシースの透明部分がみえるまで後退させて，トルカーを抜去し，尺取り虫でプロテクションワイヤーを安定させて，デリバリーシースを抜去した．

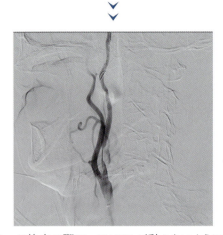

⑦ FWEZ 展開からデリバリーシース抜去の際に，FWEZ が動かないようにすることが重要である．撮影し，stop flow や no flow がないことを確認した．

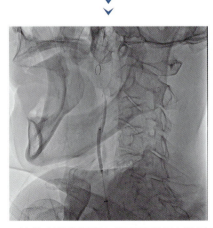

⑧ SHORYU を抜去し，IVUS にて遠位内頚動脈径と総頚動脈径を計測した．前拡張用のバルーンはステント誘導時に引っかからない程度であればよく，3 mm 径のバルーンで拡張することが多い．長さは 40 cm を用いることが多く，ステント留置の際の長さの参考とする．

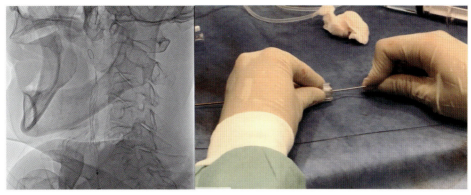

⑨ 前拡張用のバルーンを尺取り虫で抜去し，ステントを病変部に誘導した．ステント展開の際には simple pull でよく，右手でしっかりと把持してゆっくりと左手を引いてくるようにした．

︾

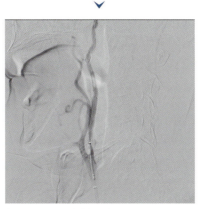

⑩ また CASPER の場合，狭窄部位をきちんと有効長部分でカバーすることが重要であり（有効長部分の両端にも X 線不透過マーカーがあるので参考にする），必要時には全展開する前に撮影して狭窄部とステントの位置関係を確認するようにしている．

︾

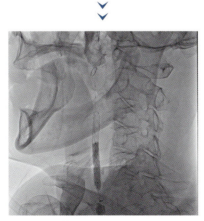

⑪ 後拡張用のバルーンは狭窄部に限局して拡張させた．CASPER は術後の再狭窄が多いとの報告があり[7]，ほかのステントより大きいバルーンを後拡張に使うことが多いが，正常の内頚動脈の径より大きいバルーンの使用は慎むべきである．プラーク量が多い症例では後拡張の際に総頚動脈を閉塞させることもある．また，後拡張の際に頚動脈反射が生じることが多く，術者と助手の連携が重要である．

⑫ IVUS でステント内へのプラーク突出がないことやステントの血管壁への密着が問題ないことを確認した．

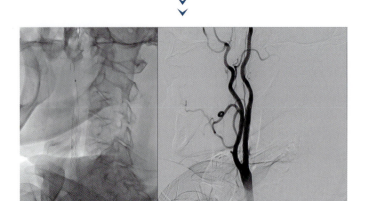

⑬ リトリーバルシースをプロテクションワイヤーに沿って上げていき，プロテクションワイヤーのスピナーストップまで上行させた段階で，トルカーを Y コネクターの部位で固定し，ゆっくりとプロテクションワイヤーを引き，フィルターループをリトリーバルシースに取り込み，システムを抜去した．最終撮影を行い，穿刺部を止血して手術を終了とした．

術後経過

　術後新たな神経脱落症状は認めず，MRIでも新規の梗塞巣の出現を認めなかった．mRS 0で自宅退院となった．術後9カ月経過しているが，再発なく経過している．

まとめ

　症候性頚動脈狭窄の症例に対してCASPER Rxを用いてCASを施行した．狭窄部通過の際にproximal protectionを用いて，それ以降はdistal filter protectionを用いて手技を行った．この方法は狭窄部通過前にprotectionが可能であること，内頚動脈の血流遮断時間が短期間で済むこと，手技中に撮影して病変とステントの位置関係が確認可能なことなどのメリットが多いことを重視して，当科で採用している．CASPER Rxはdual layer stentであり，虚血性合併症の低減が期待されるが，その能力を十分に発揮するためには有効長部分できちんと狭窄部分をカバーすることが重要である．

文献

1) Yadav JS, et al：Protected carotid-artery stenting versus endarterectomy in high-risk patients. N Engl J Med 351：1493-501, 2004
2) Gurm HS, et al：Long-term results of carotid stenting versus endarterectomy in high-risk patients. N Engl J Med 358：1572-9, 2008
3) Yoshimura S, et al：High-intensity signal on time-of-flight magnetic resonance angiography indicates carotid plaques at high risk for cerebral embolism during stenting. Stroke 42：3132-7, 2011
4) Imamura H, et al：Clinical trial of carotid artery stenting using dual-layer CASPER stent for carotid endarterectomy in patients at high and normal risk in the Japanese population. J Neurointerv Surg 13：524-9, 2021
5) Yamada K, et al：Potential of New-Generation Double-Layer Micromesh Stent for Carotid Artery Stenting in Patients with Unstable Plaque：A Preliminary Result Using OFDI Analysis. World Neurosurg 105：321-6, 2017
6) Runck F, et al：Complication Rates Using CASPER Dual-Layer Stents for Carotid Artery Stenting in Acute Stroke：A 3-Year Single Center Experience. Clin Neuroradiol 31：173-9, 2021
7) Matsumoto H, et al：Clinical results of 30 consecutive patients of carotid artery stenosis treated with CASPER stent placement：1-year follow-up and in-stent findings on intravascular ultrasound examination immediately and 6 months after treatment. J Neurointerv Surg：doi：10.1136/jnis-2023-020186, 2023, Online ahead of print.

疾患別解説

⑤ ›› 脳動静脈奇形（AVM）

針生新也　広南病院 血管内脳神経外科
坂田洋之　広南病院 血管内脳神経外科/脳神経外科
松本康史　東北大学病院 脳神経外科

POINT

›› 摘出術を控えた症例に対する術前の nidus 内塞栓が基本.
›› feeder/intranidal aneurysm への選択的塞栓など応用可能.
›› DSA 画像での血管構築および血流動向の把握が重要.
›› 塞栓物質注入中は複数の医師で役割分担して適切な注入か確認.
›› drainer への塞栓進展，カテーテルへの過度の逆流は，
　　出血性合併症の危険.

症例紹介

50 歳代の男性，くも膜下出血（subarachnoid hemorrhage：SAH）を契機に発見された左前頭葉脳動静脈奇形（arteriovenous malformation：AVM）の症例である．いわゆる proximal feeder aneurysm として，Lt. distal anterior cerebral artery aneurysm（ACA AN）と Acom AN を認め，いずれかが SAH の原因と判断してコイル塞栓術を施行．後遺症なく退院．

ACA（anterior cerebral artery）を main feeder とする nidus 最大径 36 mm の AVM．MCA（middle cerebral artery）から leptomeningeal anastomosis を介した間接的な feeding もみられる．Cortical vein より SSS へ順行性に drainage する（図1）.

Spetzler-Martin grade Ⅱ（S2E0D0）の AVM に対しては摘出術による根治の方針となり，初回の経動脈的塞栓術（transarterial embolization：TAE）目的に再入院となった.

適応

ARUBA study にて，AVM への治療介入においては，安全性を保ちつつ治療効果を得ることの難しさが強調された[1,2]．本邦における血管内治療については，JR-NET1 & 2 の解析により，術前塞栓術は摘出術中の出血量を減らすこと，合併症の危険因子として，①ナイダス径 6 cm 以上，②深部ドレナージの存在，③1 回の治療で 4 本以上の分枝への塞栓，が示されている[3].

最近の別の報告においても，Onyx を用いた塞栓は NBCA やコイルのそれに比べて摘出術中の出血量を低減することが明かされている[4]．3-tire classification，AVMES など，治療方針や塞栓術のリスク評価の参考となる報告もあるが[5,6]，最終的な適応の判断は個々の症例ごとに，患者因子，病変の解剖学的因子，それぞれの治療法の効果と危険性などを秤にかけて，最善の方針を検討することになる.

当院における AVM への TAE は摘出に際して

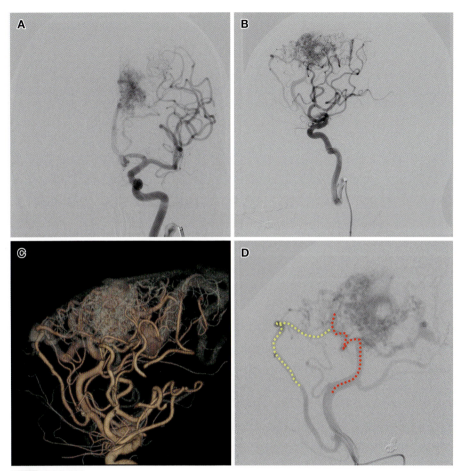

図1 症例画像
A：正面像．拡張した ACA が main feeder. MCA からの間接的な feeding を認める．
B：側面像．拡張したそれぞれの internal frontal artery からの feeding を認める．
C：3D 再構成画像. Cortical vein が正中側で前後から SSS に灌流する．
D：TAE を行った血管 2 本（赤色・黄色）．

の術前塞栓が基本である．我々のグループは摘出術，血管内治療，放射線治療のそれぞれのチームが一堂に会するミーティングにて治療方針を検討している．Feeder の数が多い場合には，複数回の手術に分けて，段階的に塞栓を進めて最終的な摘出に至る．できる限り nidus 内を塞栓して閉塞体積を増やすようにするが，出血（再出血）のリスクがある aneurysm や摘出の際に処置が難しい feeder の選択的処置を意図することもある[7]．

使用デバイス（図2）

本症例では 6 Fr ガイディングカテーテル 90 cm を頸部内頸動脈，3.4 Fr ディスタールアクセスカテーテル 130 cm を Lt. ACA に誘導留置した．これらのカテーテルではサイドポートを使用しないので，有効長を長くするために T コネクターを接続している．

当院では AVM の TAE には 1.3/2.2 Fr De-Frictor Nano Catheter（フローダイレクトマイクロカテーテル，メディコスヒラタ）165 cm を第一選択としている．透過性マーカーを先端から 5 mm 遠

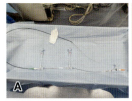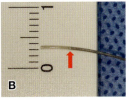

図2 使用デバイス
6 Fr ガイディングカテーテル 90 cm.
3.4 Fr ディスタールアクセスカテーテル 130 cm.
1.3/2.2 Fr DeFrictor Nano Catheter 165 cm を使用.
A：治療に用いた Co-axial システム.
　6 Fr＋3.4 Fr＋DeFrictor Nano.
B：DeFrictor Nano Catheter.
　先端外径 1.3 Fr＝0.43 mm,
　遠位 5 mm に不透過マーカー（矢印）.

位においたデザインと柔軟性の高さから末梢到達性に優れていること，（添付文書に適応の明記はないものの）Onyx 使用に耐え得ることがその理由である．Willis 動脈輪近くの操作には ASAHI CHIKAI 10（朝日インテック）を用いるが，末梢のより細径で屈曲した血管では柔軟性とトルク性能を兼ね備えた ASAHI CHIKAI X 010（朝日インテック）に切り替えている．標的血管に到達したらマイクロカテーテルからの撮影を行って Onyx あるいは NBCA を用いた塞栓の可否を判断する．基本的に nidus 内の塞栓を目指して Onyx を使用するが，aneurysm や特定の feeder の選択的塞栓の際は NBCA の濃度を調節して投与している．

実際の治療

体動のない安全な状態で塞栓すべく，全身麻酔下に治療を行っている．Onyx は血管刺激性を有する DMSO を使用するため，その意味でも全身麻酔が必要である．

右大腿動脈アプローチ，ACT 前値の 2 倍超を目標とした全身ヘパリン化を行い，前述のシステムを誘導した．

ワーキングアングルは全体的な解剖学的位置関係が把握しやすいように通常の正面像と側面像を基本としている．

Middle internal frontal artery の feeder に DeFrictor Nano Catheter を誘導し，nidus が描出されることを確認した．Nidus への Onyx の進展を期待し，Onyx 18 を plug & push 法にて注入した．マイクロカテーテルが nidus 内あるいは直前の細い feeder に wedge するように留置できれば plug の形成なしに Onyx の進展が進むこともあるが，この注入ではまばらで細かな nidus に Onyx が進んだ後は太い feeder に plug を作る作業が続いて，以後は有効な進展には至らなかった．

続いて anterior internal frontal artery に DeFrictor Nano Catheter を進めると，nidus から離れた位置から細かな feeder となって注いでいる所見を認め，こちらは 30％ NBCA にて feeder occlusion とした．今回の治療は以上で終了し，次回は main feeder である middle internal frontal artery の後方の血管から塞栓を行い，その後に摘出を予定している．

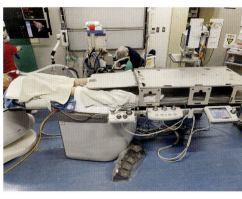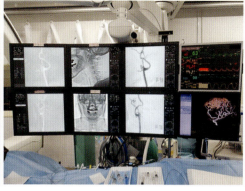

① 当院の手術台．大腿部はスロープ状にして，できるだけ段差や間隙をなくす．
モニターは8面．左の6面でroadmap，透視，レファレンス画像を確認できる．

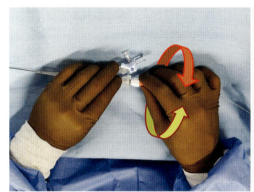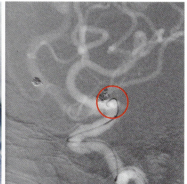

② Willis動脈輪などはASAHI CHIKAI 10のトルク操作で血管を選択．
ASAHI CHIKAI 10をホッケースティック状の曲がりの強いshapeにしてA1を選択．

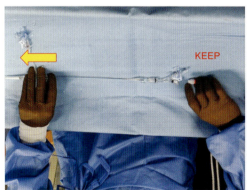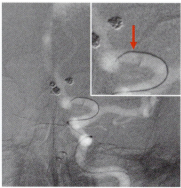

③ ASAHI CHIKAI 10を右手でキープし，左手でDeFrictor Nano Catheterを進めていく．
DeFrictor Nano CatheterをA1に誘導．透視装置によってはマーカー（赤矢印）の視認性に注意．

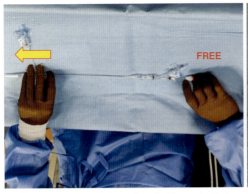
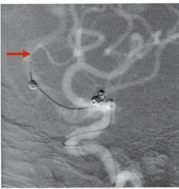

④ASAHI CHIKAI 10 はカテーテル内に収納し，右手はフリー，左手で DeFrictor Nano Catheter を先進．
　フローダイレクトにカテーテル先進．

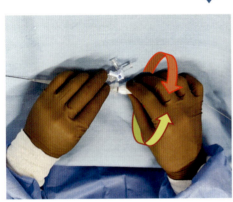
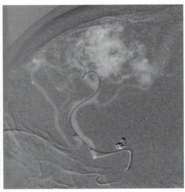

⑤末梢血管は ASAHI CHIKAI X 010 に変更．ワイヤー先行，フローダイレクトでの先進を使い分ける．
　Middle internal frontal artery の前方の分枝に到達．

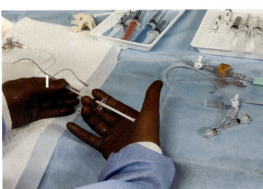
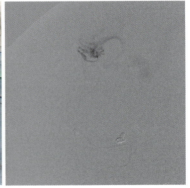

⑥Y コネクターを外して 1 mL シリンジにて造影剤を注入．
　マイクロカテーテルからの撮影で nidus が描出される．
　Onyx 18 で TAE の方針．

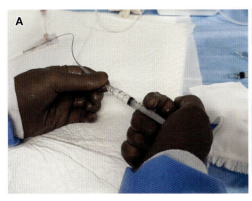 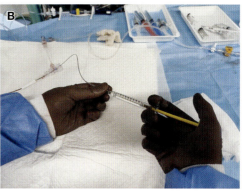

⑦ **Onyx（その 1）**

A：ヘパリン添加生理食塩水でカテーテル内をリンス．2.5 mL シリンジ×3 本をルーティンとしている．

B：カテーテル内のデッドスペースを満たすように DMSO 0.2 mL を注入．
残った DMSO でハブ周囲を洗浄しつつ，接続部を満たしておく．

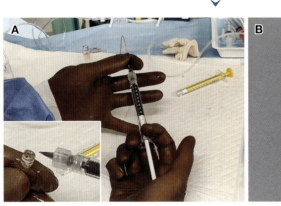 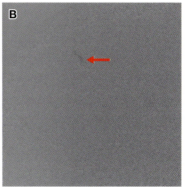

⑧ **Onyx（その 2）**

A：専用アダプタを取り付けた Onyx シリンジを空気の混入のないように接続し，
シリンジを上に垂直にして約 0.1 mL 注入後に持ちやすい角度で注入を行う．
安定した緩徐かつ微量な注入を行うため，母子球筋で押している．

B：Blank roadmap 下に緩徐に Onyx を注入．
"Onyx モード" として，透視を中断して再開する度に新規の Blank roadmap となる仕様にしている．
カテーテル先端から Onyx が出始めている（矢印）．

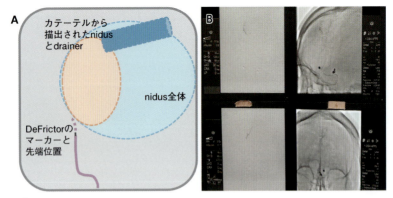

⑨ **Onyx（その3）**

A：側面像イメージ．DeFrictor Nano Catheter のマーカー，nidus の範囲，drainer の位置などを把握したうえで，逆流，正常血管への迷入，drainer への迷入がみられれば注入を止める．

B：術者は側面画像（上段），助手が正面画像（下段）をみながら行った．
事前にそれぞれどの画像をみるか，A のポイントやそのほかの注意点を確認している．

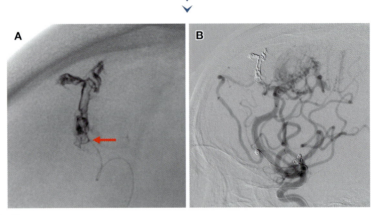

⑩ **Onyx（その4）**

A：逆流時は 30〜60 秒のポーズをおきつつ注入した．逆流は 5〜10 mm 以下にとどめる．
DeFrictor Nano Catheter のマーカー（矢印）に達した時点で 5 mm である．
屈曲の多い血管であれば抜去困難の危険が高くなる．

B：逆流が続いて進展がなくなった．ポーズ中の撮影にて前方の nidus の描出が消失している．
この血管からの塞栓は終了して抜去へ．

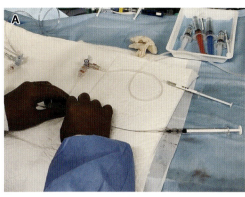 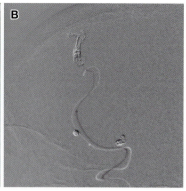

⑪ Onyx（その5）

A：DeFrictor Nano Catheter 抜去時は，中間カテーテルのコネクター部を押さえ，
その直近の DeFrictor Nano Catheter 本体を握り，じわじわと抜去していく．

B：引いていくと，DeFrictor Nano Catheter が直線化して血管走行を変えつつ，
反動で中間カテーテルがより遠位へと進んでいることがわかる．
この直後に抜去できた．

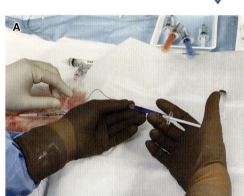 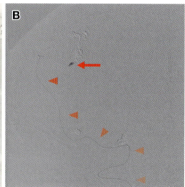

⑫ NBCA

A：NBCA を緩徐に注入．逆流時はシリンジに陰圧をかけつつ，助手に即座にカテーテルを抜去してもらう．
親カテーテルから 10 mL 血液を引いて，残存 NBCA 片がないかを確認．

B：Anterior internal frontal artery 遠位部を 30% NBCA にて feeder occlusion.
DSA 撮影下に NBCA を注入．カテーテル内を進んでくるのを捉えて（矢頭），NBCA が先端から出る
（矢印）タイミングを把握する．

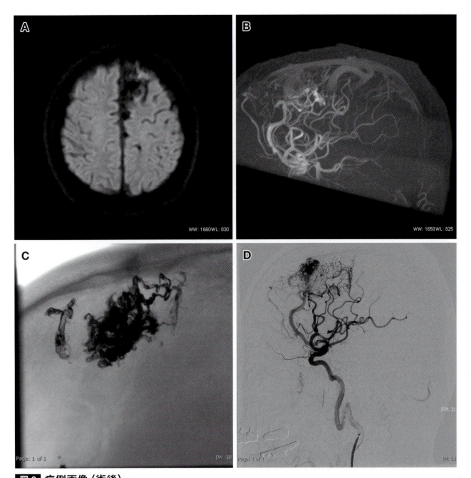

図3 症例画像（術後）
A：DWI．梗塞の合併なし．B：MRA．左側面画像．Nidus 前方の描出が減弱．
C, D：後日，2 回目の TAE を施行．後方の feeder から Onyx 18 を注入．
2 回目の TAE で nidus の大部分の閉塞を得られた．

術後経過

　プロタミンでヘパリンのリバースを行いつつ，血行動態の変化などでの出血リスクを低減するために翌日まで全身麻酔管理を継続した．CT で出血がないことを確認して麻酔を終了した．

　新規の神経脱落症状はみられず，MRI にて梗塞の合併はみられなかった．

　なお，1 カ月後に 2 回目の塞栓術を施行し，nidus 後方から中央にかけての塞栓が得られている（図3）．

まとめ

　本稿の依頼のあった時点でリアルタイムに治療を行った症例を提示した．Feeder が少なく nidus が密で巣状（あるいは叢状）な構造の場合には単一セッションで広範な Onyx の進展が得られることが多いが，feeder が多数存在して nidus がまばらにいくつも compartment を形成している場合にはそれぞれの feeder を個別に塞栓する必要がある．バルーンを併用しての flow-control 下の塞栓，穿通枝からの塞栓など advanced な手技もあるが，まずは合併症を生じずに術前塞栓を行うための基本的な手技や注意点を解説した．

文献

1) Mohr JP, et al：Medical management with or without interventional therapy for unruptured brain arteriovenous malformations（ARUBA）：a multicentre, non-blinded, randomised trial. Lancet 383：614-21, 2014

2) Mohr JP, et al：Medical management with interventional therapy versus medical management alone for unruptured brain arteriovenous malformations（ARUBA）：final follow-up of a multicentre, non-blinded, randomised controlled trial. Lancet Neurol 19：573-81, 2020

3) Kondo R, et al：Endovascular embolization of cerebral arteriovenous malformations：results of the Japanese Registry of Neuroendovascular Therapy（JR-NET）1 and 2. Neurol Med Chir（Tokyo）54：54-62, 2014

4) Izumo T, et al：Impact of Pre-operative Embolization With Onyx for Brain Arteriovenous Malformation Surgery. Front Neurol 13：875260, 2022

5) Spetzler RF, Ponce FA：A 3-tier classification of cerebral arteriovenous malformations. Clinical article. J Neurosurg 114：842-9, 2011

6) Lopes DK, et al：Arteriovenous malformation embocure score：AVMES. J Neurointerv Surg 8：685-91, 2016

7) Omodaka S, et al：High-grade Cerebral Arteriovenous Malformation Treated with Targeted Embolization of a Ruptured Site：Wall Enhancement of an Intranidal Aneurysm as a Sign of Ruptured Site. Neurol Med Chir（Tokyo）55：813-7, 2015

疾患別解説

6 >> 脳腫瘍塞栓

竹下 翔 　福岡大学筑紫病院 脳神経内科
岡 雄太 　福岡大学筑紫病院 脳神経外科・脳卒中センター
安部 洋 　福岡大学病院 脳神経外科
東 登志夫 　福岡大学筑紫病院 脳神経外科・脳卒中センター

POINT

>> 腫瘍摘出術の戦略を考慮し，必要最低限の塞栓を安全に行う．
>> 中間カテーテルを使用する．
>> マイクロカテーテルは腫瘍固有の栄養血管まで十分に選択的に進める．
>> マイクロカテーテルから選択的造影を行い，上記を確認する．
>> 状況に応じて，適切に NBCA を希釈して使用する．

症例紹介

　38 歳，女性．右顔面と右上下肢のしびれを主訴に当院へ救急搬送された．頭部造影 MRI で左大脳半球円蓋部に mass effect を伴う最大径 58 mm の腫瘍を認め，髄膜腫と診断した (図1)．左外頚動脈撮影で左中硬膜動脈 (middle meningeal artery：MMA) から腫瘍濃染像を確認した (図2)．また，左内頚動脈撮影で左前大脳動脈からも腫瘍陰影を認めた (図3)．

適応

　腫瘍摘出術前の塞栓術の有用性が示されており，特に外頚動脈から栄養される易出血性の髄膜腫はよい適応である[1]．

　脳腫瘍栄養血管塞栓術は，①腫瘍壊死による安全な摘出と摘出度の向上，②術中出血量の減少，③手術時間の短縮を目的として行われる[2]．現在，脳腫瘍塞栓に使用される物質は，粒子塞栓物質，液体塞栓物質，コイルに大別される．粒子塞栓物質である Embosphere は，2014 年より頭蓋内腫瘍に対して薬事承認となっていて，腫瘍内部まで到達されやすく，塞栓効果も高いとされている[1,3]．一方，液体塞栓物質である N-butyl-2-cyanoacrylate (NBCA) は，以前から経験的に使用されていたが，2023 年に薬事承認となった[1,4-7]．本症例では，腫瘍摘出術の術前に NBCA による腫瘍塞栓術を行う方針とした．

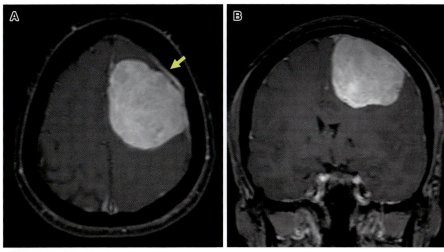

図1 頭部造影 MRI（T1WI, Gd+）
A：axial view. B：coronal view.
左大脳半球円蓋部に内部が不均一に増強される髄膜腫を認める．Dural tail sign（矢印）を認める．

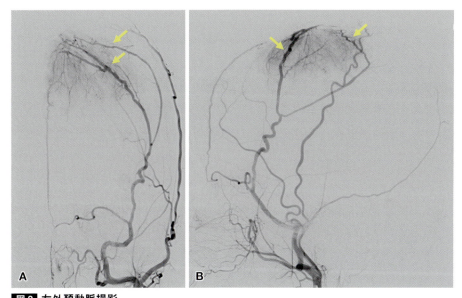

図2 左外頸動脈撮影
A：frontal view. B：lateral view.
左 MMA の frontal branch から腫瘍濃染像を認めた（矢印）．

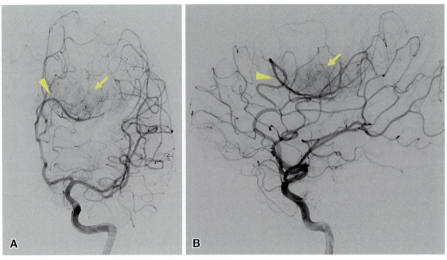

図3 左内頚動脈撮影
A：frontal view. B：lateral view.
左前大脳動脈（anterior cerebral artery：ACA），callosomarginal artery の分枝（矢頭）から腫瘍濃染像を認めた（矢印）.

使用器具

- 7 Fr long sheath：
  ラジフォーカスイントロデューサー（テルモ）
- 7 Fr ガイディングカテーテル：
  ROADMASTER（ニプロ）90 cm
- CX カテーテル：
  JB2（ガデリウスメディカル）4-5 Fr，125 cm
- ラジフォーカスガイドワイヤー（スーパーフレックスタイプ，テルモ）0.035 inch，150 cm
- Guidepost（東海メディカルプロダクツ）
  3.2 Fr/3.4 Fr，120 cm
- Marathon（日本メドトロニック）
  1.3 Fr/1.5 Fr，165 cm
- TENROU S（カネカメディックス）
  0.014 inch，200 cm
- ASAHI CHIKAI X 010（朝日インテック）
  0.010 inch
- N-butyl-2-cyanoacrylate
  （NBCA，ビー・ブラウンエスクラップ）

> **Check!** >>
> ガイディングカテーテルと中間カテーテルの間から造影できるようにサイズ選択をしている．万が一，カテーテルが抜去困難になった場合，中間カテーテル近位部を切断し，抜去することでマイクロスネアを進めて，カテーテル先端部にテンションをかけることができる．

実際の治療

① マイクロカテーテルの操作性や支持性を向上させるために中間カテーテル（distal access catheter：DAC）を使用する．本症例では Guidepost を中間カテーテルとして使用した．

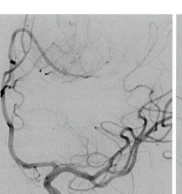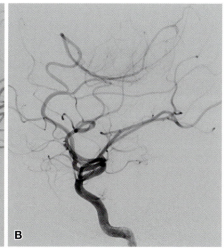

② **左内頚動脈撮影**

まず，ACA，callosomarginal artery 分枝からの feeder の塞栓（feeder occlusion）を企図した．
（A：frontal view〔LAO 10°/cranial 6°〕．B：lateral view〔straight〕）

③ 分枝を選択するのに必要なワーキングアングルを細かく設定し，ロードマップを用いてマイクロカテーテルを進める．

④ 腫瘍の栄養血管遠位部へ，マイクロガイドワイヤーを適宜変更しながら，マイクロカテーテルを腫瘍固有の栄養血管まで，十分に選択的に進める．

⑤ マイクロカテーテルから選択的造影を行い，正常脳血管が造影されていないかを確認する．

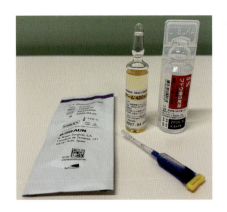

⑥ **NBCA の準備(その1)**

　5%ブドウ糖液,NBCA,リピオドール,10 mL シリンジ,2.5 mL シリンジを用意する.血液や生理食塩水などに触れないように,別のトレイで準備する.
　(左からヒストアクリルのパッケージ,油性造影剤リピオドール,5%ブドウ糖液,ヒストアクリル)

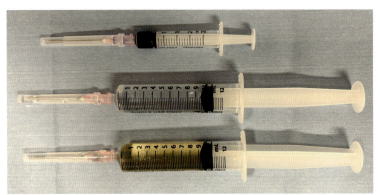

⑦ **NBCA の準備(その2)**

　ブドウ糖,リピオドールをそれぞれ 10 mL のシリンジに,NBCA を 2.5 mL のシリンジにとる.
　(シリンジ内の各薬剤:上から NBCA,5%ブドウ糖液,リピオドール)

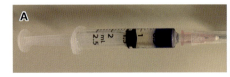
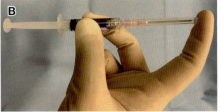

⑧ **NBCA の準備(その3)**

　2.5 mL のロックなしシリンジにリピオドールと NBCA を混合し,12.5%の NBCA 混合液を作成する.
　(A:NBCA とリピオドールの混合液.B:混合液の作成.シリンジをよく振ってしっかりと混ぜる)

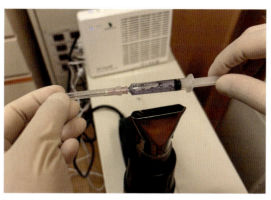

⑨ NBCA 注入の準備（その 1）

20％未満の NBCA/リピオドール混合液を使用する場合は，リピオドールによる粘調度を低下させる目的で，あらかじめシリンジごとヒートガンで加温する．ヒートガンの設定を 90℃とし，2 分程度加温している．

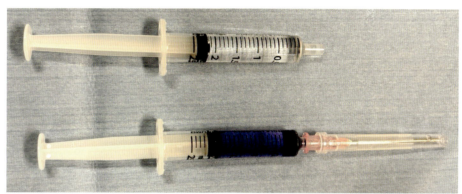

⑩ NBCA 注入の準備（その 2）

5％ブドウ糖液で，カテーテル内，およびハブを十分にリンスし，NBCA/リピオドール混合液のシリンジをハブに接続する．

（上から 5％ブドウ糖液，NBCA/リピオドール混合液）

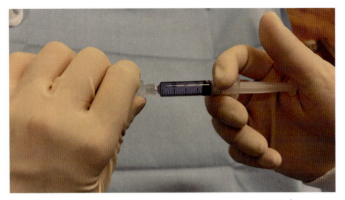

⑪ **塞栓時のシリンジの持ち方**

　状況に応じて，DSA あるいはブランクロードマップを用いて NBCA 注入を開始する．左手でマイクロカテーテルのハブ，右手でシリンジをしっかりと保持し，ピストンは手掌部でコントロールする．通常，2.5 cc のロックなしシリンジを使用している．マイクロカテーテル内を，混合液がゆっくりと進むのが確認できるぐらいのスピードで注入する．我々は，液体塞栓物質注入用の low-dose の DSA モードも設定している．

⑫ 腫瘍内へ NBCA が流入した後，マイクロカテーテル先端に NBCA が逆流してきたらいったん注入を止める．外頸動脈の分枝であれば，20％未満の NBCA の場合は 10〜30 秒のポーズの後，再度注入を行うこともある．内頸動脈系の分枝では行わない．

⑬ マイクロカテーテル先端に NBCA が逆流してきたら，カテーテルを速やかに抜去する．

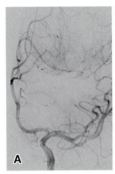
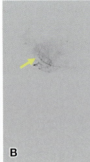
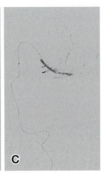
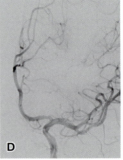

⑭ **ACA，callosomarginal artery 分枝からの feeder 塞栓（frontal view）**

　造影は中間カテーテルからは行わず，ガイディングカテーテルから行う．別の分枝の塞栓のため，再度マイクロカテーテルを進める場合は中間カテーテル内の血液を十分に逆流させる．

　（A：左内頸動脈撮影〔working view〕．B：マイクロカテーテルからの撮影〔矢印：マイクロカテーテル先端〕．C：12.5％ NBCA による塞栓．D：塞栓後左内頸動脈撮影．E：単純 x-p. glue cast を示す）

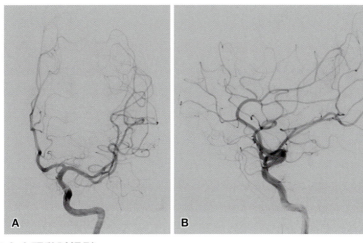

⑮ 塞栓後の左内頚動脈撮影

A：frontal view. B：lateral view.

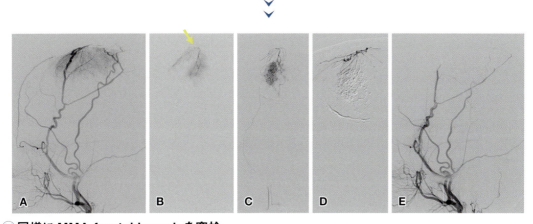

⑯ 同様に MMA frontal branch を塞栓

A：塞栓前の左外頚動脈撮影側面像.

B：マイクロカテーテルからの撮影（矢印：マイクロカテーテル先端）.

C：12.5% NBCA による塞栓. D：ポーズの後，再度注入を行うこともある.

E：塞栓後の左外頚動脈撮影側面像（MMA，前方および後方の frontal branch からの塞栓後）.

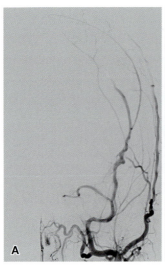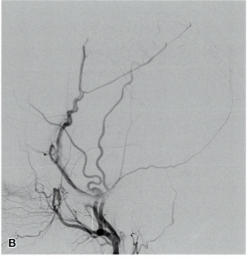

⑰ 塞栓後の左外頸動脈撮影

外頸動脈から撮影し，腫瘍が造影されないことを確認した．

（A：frontal view. B：lateral view. 腫瘍濃染像は消失している）

> **Check!** ≫
>
> NBCAは高濃度ほど短時間で硬化（重合）し，低濃度であれば重合が遅くなる．我々は，本症例のように12.5％など，低い濃度でNBCAを使用することが多い[8]．これは低濃度のNBCAを用いることで，マイクロカテーテル先端への接着性を低下させて，安全にコントロールされた塞栓を行うことが目的である．低濃度のNBCA混合液ではリピオドールの濃度が高くなり，粘調度が増すため，加温することによって混合液の粘調度を低下させている．

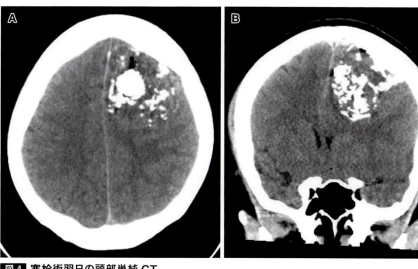

図4 塞栓術翌日の頭部単純CT
腫瘍内部にNBCAを認める.

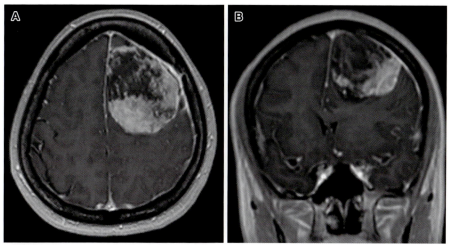

図5 塞栓術2日後の頭部造影MRI（T1WI, Gd+）
腫瘍内部の増強効果に欠損を認める.

術後の経過

　腫瘍塞栓術後，明らかな神経脱落所見はなく，頭部MRIで異常を認めなかった．

　術翌日の頭部CTでは腫瘍内部はNBCAで充填されていて（図4），2日後の造影MRIでは腫瘍の増強効果は大部分が減弱していた（図5）．

　術3日後に開頭腫瘍摘出術を施行し，腫瘍を全摘出した．病理診断はfibrous meningioma（WHO grade I）であった．術後，右第3指，右第4指のしびれ感を認めたが，フォローアップ中に軽快した．

　6カ月後のフォローアップMRIを示す（図6）．

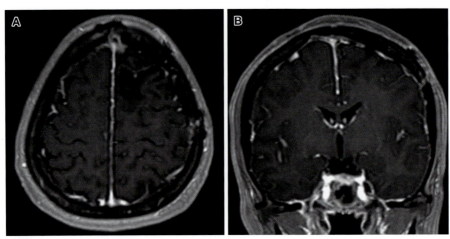

図6 摘出術後6カ月の頭部造影MRI（T1WI, Gd+）
再発を認めず，経過は良好．

まとめ

髄膜腫摘出術前に，NBCAを用いて栄養血管塞栓術を行った症例について解説した．液体塞栓物質を用いる場合や内頸動脈系の塞栓を行う場合は，虚血性合併症あるいは出血性合併症に留意する必要がある[9]．特に腫瘍内出血による出血合併症は，患者の転帰予後を大きく悪化させるため，過剰な塞栓術にも注意が必要である[10]．

本症例では，摘出術時に止血が困難と考えられたACAからのpial feederを処理（feeder occlusion）し，比較的安全に塞栓が行える外頸動脈系のfeederから腫瘍内を塞栓した．塞栓術はあくまで摘出術前の処置であるから，必要最低限の塞栓を安全に行うことが大切である．摘出術の術者と十分にディスカッションを行い，腫瘍摘出の戦略に沿った塞栓術をデザインする必要がある．

文献

1) Arai S, et al: Preoperative Embolization of Meningiomas: Differences in Surgical Operability and Histopathologic Changes Between Embosphere and N-butyl 2-cyanoacrylate. World Neurosurg 111: e113-9, 2018
2) 杉生憲志: 頭蓋内腫瘍塞栓術の役割と可能性. 脳外誌 29: 543-52, 2020
3) Carli DFM, et al: Complications of particle embolization of meningiomas: frequency, risk factors, and outcome. AJNR Am J Neuroradiol 31: 152-4, 2010
4) Aihara M, et al: Preoperative embolization of intracranial meningiomas using n-butyl cyanoacrylate. Neuroradiology 57: 713-9, 2015
5) Shah AH, et al: The role of preoperative embolization for intracranial meningiomas. J Neurosurg 119: 364-72, 2013
6) 日本IVR学会: 血管塞栓術に用いるNBCAのガイドライン2012（最終閲覧2024年7月）, https://www.jsir.or.jp/docs/nbca/130107_NBCA.pdf
7) 日本脳神経血管内治療学会 ほか編: 脳神経領域における液体塞栓物質 適正使用指針（最終閲覧2024年7月）, http://www.jsnet.website/documents.php?id=109
8) Ohnishi H, et al: Infiltrated Embolization of Meningioma with Dilute Cyanoacrylate Glue. Neurol Med Chir (Tokyo) 57: 44-50, 2017
9) Sugiu K, et al: Treatment Outcome of Intracranial Tumor Embolization in Japan: Japanese Registry of NeuroEndovascular Therapy 3 (JR-NET3). Neurol Med Chir (Tokyo) 59: 41-7, 2019
10) Hishikawa T, et al: Nationwide survey of the nature and risk factors of complications in embolization of meningiomas and other intracranial tumors: Japanese Registry of NeuroEndovascular Therapy 2 (JR-NET2). Neuroradiology 56: 139-44, 2014

II 疾患別解説

7 ›› 脊椎脊髄シャント疾患

佐藤慎祐 聖路加国際病院 脳神経外科/神経血管内治療科
新見康成 聖路加国際病院 神経血管内治療科

POINT

›› 脊髄血管造影における基本的な操作手順を学ぶ.

›› 術前 cone beam CT から VR (volume rendering) 画像,
MIP (maximum intensity projection) 画像を作成し,
ASA, PSA や正常血管を含めたシャント部の正確な同定を行う.

›› 適切な working angle を作成し,
安全なフローガイドカテーテルとマイクロガイドワイヤーの
慎重な操作を心がける.

›› NBCA の濃度はマイクロカテーテルの
到達部位とシャントまでの距離に依存し,
20%を基本濃度として加温を行うかどうかを決める.

症例紹介

● 患者:71 歳, 女性.
● 既往歴:高血圧. 脂質異常症.
● 脊髄 MRI:胸髄背側に拡張した perimedullary vein を認める (図1A).

適応

1 カ月前から左優位の両下肢筋力低下を認め, 膀胱直腸障害も認めるようになる. 脊髄 MRI 所見より, 脊髄硬膜動静脈瘻を強く疑う所見であった. 脊髄動静脈シャント疾患の内, AVM/AVF や high flow の脊椎脊髄動静脈シャント疾患などの複雑な構造のあるものを除き, 全身麻酔下にて検査を行い, low flow シャントを認める場合は同日塞栓術を施行する.

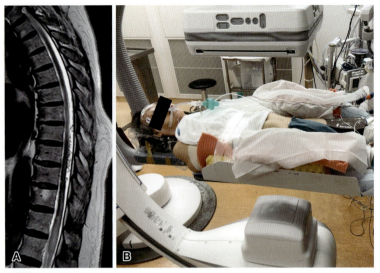

図1 症例画像
A：術前 MRI（STIR，冠状断）. B：術中体位.

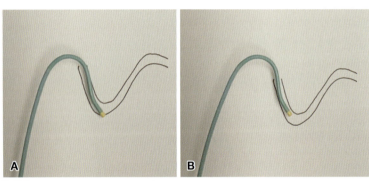

図2 SHK 挿入後の先端位置確認
A：挿入直後. B：先端位置調整後.

血管造影検査のポイント

●体位固定（図1B）については，当院では腕の頭側への挙上は行っていない．側面撮影で腕のアーチファクトを避けるようにクッションで持ち上げている．回転撮影を行う際は，胸椎レベルでは胃チューブを抜去して，アーチファクトを避ける．

●基本的には，TEMPO（Cordis）SHK1.0（65 cm）を使用して血管造影検査を行う．男性や高身長で上位胸椎まで診断を行う必要がある場合は，診断カテーテルの長さが必要であり，Cobra2（100 cm）を用いる．

●造影剤は 300 mg/dL で希釈せずに使用し，無呼吸下で撮影を行う．通常の segmentary artery の撮影条件は 0.9〜1.2 mL/sec，投与量は 4 mL，Adamkiewicz artery の撮影条件は 0.8〜1.2 mL/sec，投与量は 6〜8 mL を基本条件として脊髄循環の評価を行う[1]．

●術前 CT 検査でカテーテル挿入困難になり得る下行大動脈の蛇行や石灰化の程度を確認する．

●椎体レベルを下から上に向かって segmentary artery への canulation を行うことが望ましいが，まずは segmentary artery の canulation しやすいところからはじめる．

●まずカテーテルが後ろを向いていることを確認．その後 segmental artery を撮影する．基本は左右の segmental artery を撮影してから次のレベルに移るほうが血管構造の評価をしやすいが，慣れていない術者やカテテリゼーションが困難な症例では一側のみ先に行ったり，canulation しやすい血管から造影する．

●まず正面像のみの撮影を行い，病変がみつかったら，側面撮影，斜位撮影，回転撮影などで病変の血管構造を評価する．

●病変にもよるが，ほとんどの場合すべての segmental artery を撮影する必要はない．

● segmentary artery の canulation に慣れないうちは，blank roadmap にて探すほうが，縦のラインが分かりやすく操作がしやすい．

●下位胸椎から上位レベルに上がるにつれて，segmentary artery の起始部は椎体をメルクマールにすると，椎体左側の外側縁により近づき，下行大動脈の後方から右側にずれていくことをイメージして操作を行う．

●カテーテル操作に伴う解離を起こさないように，椎体レベルを下げて，segmentary artery の起始部を探す際に，椎体左側にカテーテル先端を向けてから（反時計回り）下げるようにする．

●撮影に伴い解離を起こさないように，撮影前に必ずブランクロードマップを作成して，flow check を行い，カテーテル先端が wedge していないかを確認する (図2)．

実際の治療

① 5 Fr short sheath を挿入し，ヘパリンを投与し，ACT を 200 前後でコントロールした．診断はまず TEMPO SHK1.0/35RF-150a で行った．Segmentary artery の canulation しやすいところから撮影をはじめた．左 T11 から左 T8 まで，下位レベルから上位へ移行していくように撮影を開始した．

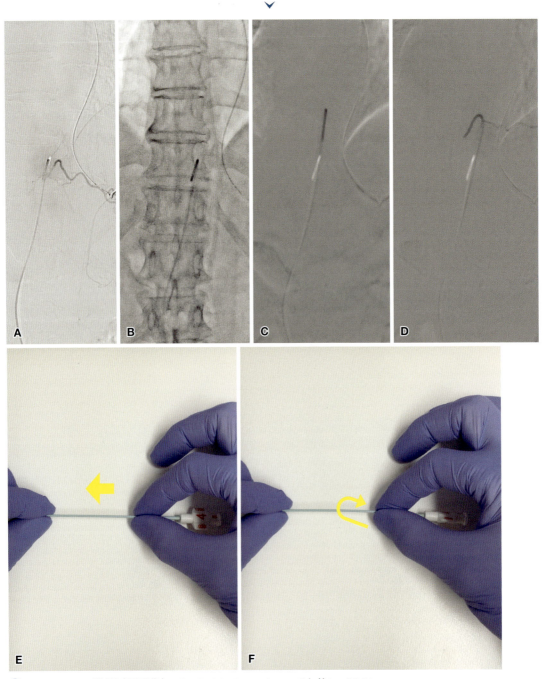

② A，B：Lt T11 造影（正面像）．C，D：blank roadmap で上位レベルに．
E：下位レベルから上位へ．F：小さなストロークで時計回り．

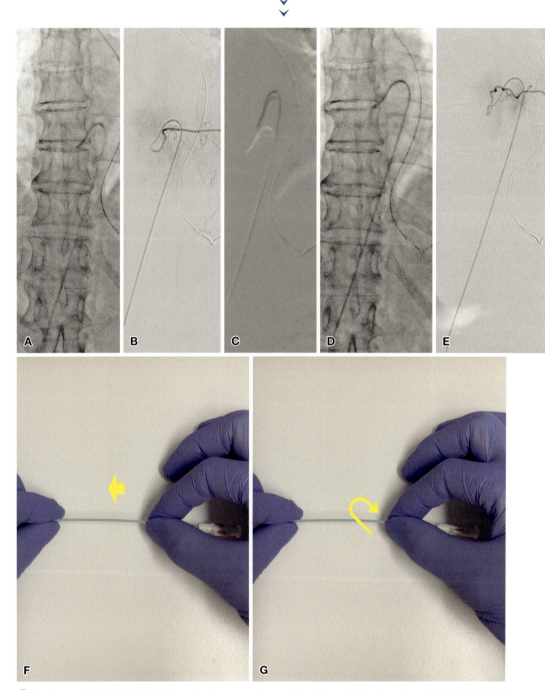

③ A, B：Lt T10 造影（正面像）．C：blank roadmap で上位レベルに．D, E：Lt T9 造影（正面像）．
F：上位へ向かって，距離間は徐々に狭まる．G：小さなストロークでさらに時計回り．

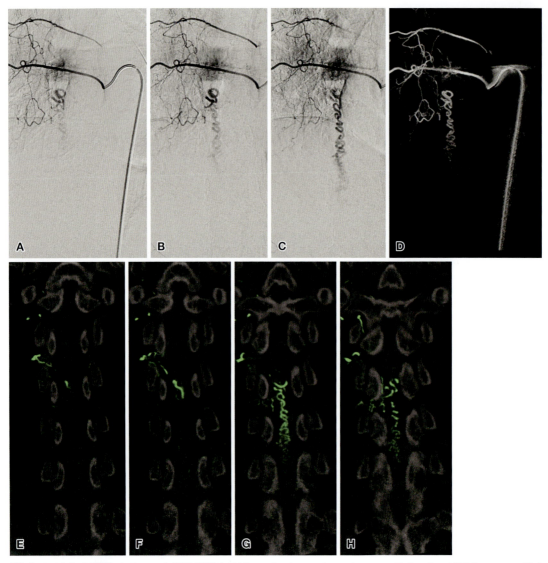

④ 右 T7 からの撮影で shunt の描出を認めるが，radiculomeningeal artery の feeder が細く，フローガイドカテーテルの挿入が困難であった．

A-C：Rt T7 造影（正面像）．D：VR 画像（Rt T7）．E-H：MIP 画像（Rt T7）．

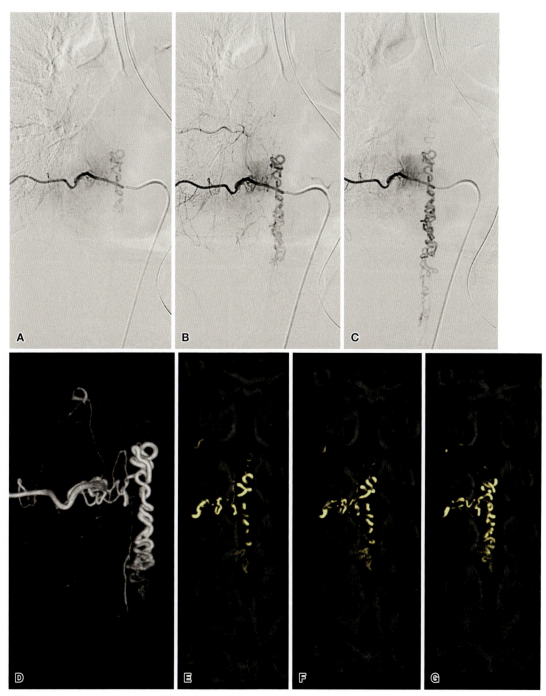

⑤次に右 T6，T5，左 T6，T7 の撮影を行い，右 T8 からの撮影により再度 shunt の描出を認めた．
A-C：Rt T8 造影（正面像）．D：VR 画像（Rt T8）．E-G：MIP 画像（Rt T8）．

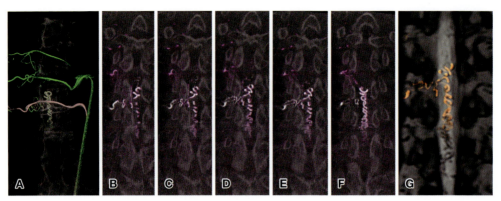

⑥ VR fusion (Rt T7/T8), MIP fusion (Rt T7/T8) 画像より, main feeder は右 T8 であり, 硬膜上で T7 と T8 からの feeder のネットワークの連続性を認めた. さらに, 右 T8 の MIP 画像 (coronal) より同部位から, ASA, PSA は描出されていないことを確認した. 右 T8 MRI/MIP fusion 画像から, 硬膜, 脊髄, feeder の位置関係を把握し, shunt の正確な部位を同定した.

A：VR fusion 画像 (Rt T7/T8).
B-F：MIP fusion 画像 (Rt T7/T8).
G：MRI/MIP fusion 画像 (Rt T8).

⑦ Fusion 画像用 MRI 撮影は, 以下の条件で行っている.
- 3D Fast spin echo
- T2WI CUBE
- slice 厚 0.8 mm
- CS1.5
- coronal

3TMRI では, 脂肪抑制が効きにくく, 体型が大きくなると濃淡のムラが出る. 1.5TMRI のほうがアーチファクトも少なく, コントラストもよい画像となっている. 術前画像診断より, 右 T8 からのフローガイドカテーテル誘導を行い, NBCA による塞栓術を行う方針とした.

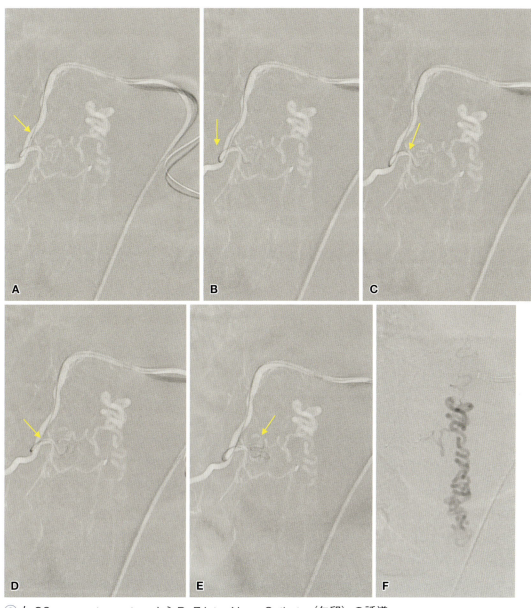

⑧ 右 C8 segmentary artery から DeFrictor Nano Catheter（矢印）の誘導.
治療を行う際は，Cobra2 にカテーテルを変更し，できる限り segmentary artery の奥まで 0.035wire を使用して進めるが，本症例では Cobra2 をさらに末梢へ誘導することが困難であったため，segmentary artery の起始部近傍からのカテーテル誘導になった.

⑨ Working angle は，radiculomeningeal artery の起始部がみやすいように下から見上げるような view をとることが多い．フローガイドカテーテルとマイクロガイドワイヤーの選択は，Magic Catheter（Balt）1.2 F FM/ASAHI CHIKAI 008（朝日インテック），または DeFrictor Nano Catheter（メディコスヒラタ）/ASAHI CHIKAI X 010（朝日インテック）になるが，硬膜外血管の操作では後者を選択することが最近は多い．

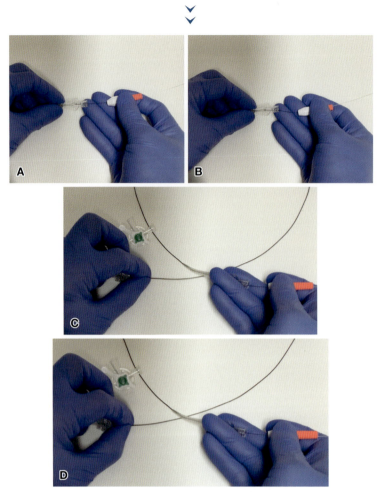

⑩ 操作の基本は，DeFrictor Nano Catheter の先端を 45°に曲げて steam shape 10 秒で shaping を行っている．ASAHI CHIKAI X 010 の先端は緩めてカーブから選択して，マイクロガイドワイヤー先行で血管を選択していくが，細くて蛇行が強い血管であるため，マイクロガイドワイヤーを慎重に進めた後は，先端のストレスをとりながらフローガイドカテーテルを適度に push していき進めていく．

A, B：マイクロガイドワイヤーのトルカーを親指の腹で手前に回しながら，マイクロガイドワイヤーを進める．
C, D：マイクロガイドワイヤーの tension をわずかに取りながらマイクロカテーテルを進めていく．

⑪ マイクロガイドワイヤーを抜去する際にもフローガイドカテーテルが先進しやすいため，先端位置の確認は必ず必要である．Blank roadmap で flow check を行い，slow injection からやや強めの injection を行い，フローガイドカテーテルの wedge の程度を確認する．

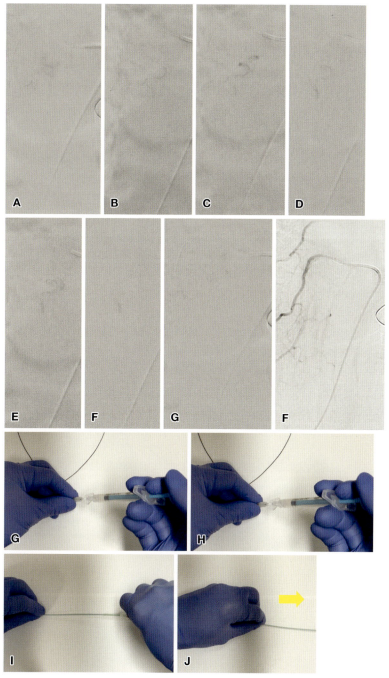

⑫ NBCAの濃度は20%で加温を行うことが多い．静脈は過剰な浸透をさせないようにゆっくりと注入開始とする．静脈側へのNBCAが浸透した場合は注入をstopし，再度blank roadmapを入れ直して再注入を行う，feederのネットワークへの浸透を確認，さらなる静脈側への浸透には注意を払いながら，shunt部位の閉塞が得られ，フローガイドカテーテルの近位側にbackした場合は注入を止め，フローガイドカテーテルとcobraを同時に抜去する．

A：Blank roadmapでテストインフレーション．B-G：20%加温NBCA注入．F：塞栓術後Lt T8造影（正面像）．G, H：NBCAを注入．I, J：Cobra2とフローガイドカテーテルは一体にして，勢いよく一緒に抜去する．

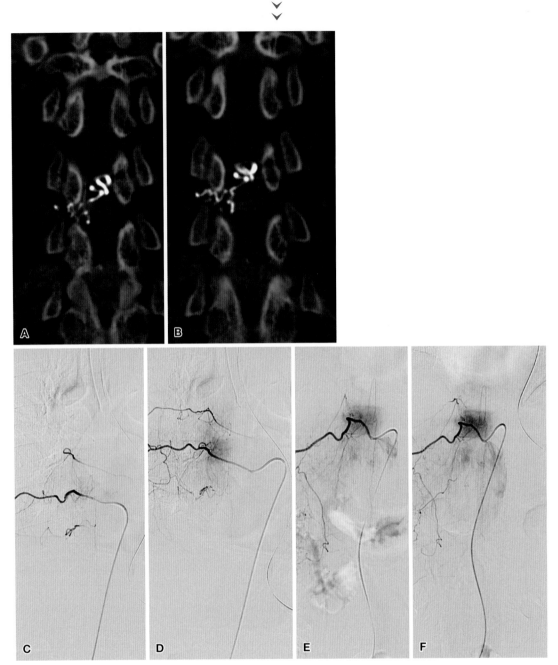

⑬ 術後,右T7/T8の撮影でshuntの閉塞を確認,cone beam CTでNBCAのcastを確認し,左T11から術前造影されたASAの灌流状態が術後改善していることを確認した.

A,B:術後NBCA cast.

C:術後右T8撮影(正面像). D:術後右T7撮影(正面像).

E:術前右T11撮影(正面像). F:術後右T11撮影(正面像).

術後経過

術後静脈灌流障害の出現を予防するため48時間ヘパリンの持続投与を行い，その後はDOAC内服への移行を行っている．両下肢筋力低下は改善傾向であり，排尿障害も改善した．通常，DOAC内服は3〜6カ月継続としている．

まとめ

脊椎脊髄シャント疾患は，AVMやhigh flowの動静脈シャントでなければ，血管内治療での根治性は高い．脊髄血管造影から，解離を起こさない丁寧な撮影手技が大前提となるが，治療前の高精細なVR/MIPまたはfusion画像の診断技術の向上により血管内治療成績はさらに向上していると思われる．

文献
1) 佐藤慎祐，新見康成：脊髄硬膜動静脈瘻，傍脊髄動静脈瘻の治療，212-21（黒田　敏 編：Neurosurgical Controversies 脳神経外科の最新ディベート．メジカルビュー社，東京，2019）

III

デバイスの
特性と選択

III デバイスの特性と選択

脳血管内治療に用いられるデバイスの基本的な特性とデバイス選択に関する考え方

西 秀久　京都大学 脳神経外科
石井 暁　京都大学 脳神経外科

> ## POINT
>
> ›› カテーテルは基本的に3層構造となっている.
> ›› ガイドワイヤーには大別して2種類あり,
>   ポリマージャケットタイプとコイルタイプがある.
> ›› 脳血管内治療では通常ガイディングカテーテルや中間カテーテル,
>   マイクロカテーテルなど, 複数のデバイスを組み合わせて行う.

カテーテルの基本的な構造

脳血管内治療に用いるカテーテルは曲がりくねった頭頸部血管の目的の部位に誘導できるだけの軟らかさ, 滑りやすさ, 屈曲蛇行にも耐えて折れない強度, そして誘導された後にそこにとどまる安定性が求められる.

カテーテルは基本的に3層構造となっている（図1）. 高分子材料（プラスチック）でできた外層があって, 中間層には金属ブレード（ナイチノールやステンレススチール）が設けられ, カテーテルが折れ曲がらないように補強している. 内層には薄い樹脂膜（PTFEなどのフッ素樹脂）が設けられ, デバイス同士の摩擦が軽減されるようになっている（図1）. 通常, 近位部の強度は高めに設定され, 遠位部は柔軟性を高められ, 全体としての誘導性が高められていることが多い（近年では, さらに多段階的に構造を変えて, 誘導性が高められている

ものもある）.

多くのカテーテルは, ガイドワイヤーで血管を選択しながら誘導していくようにデザインされているが（over-the-wire navigation）, なかには先端部分を非常に軟らかくして血流に乗せて（ワイヤーを用いずに）誘導されるようにデザインされているものもある（flow-guided navigation）. これらの中間の性質をもつカテーテルもある（flow-directed type）. 代表的な flow-guided catheter である Magic（Balt）はカテーテルの軟らかさを追求するために中間層にブレードが入っていない.

実際の臨床現場でカテーテルの材質を意識することはほとんどないが, 塞栓術を行う場合には注意を払う必要がある. 塞栓物質の Onyx（日本メドトロニック）はジメチルスルホキシド（dimethyl sulfoxide：DMSO）を溶媒として用いており, 多くのカテーテルの外層に使用されている高分子材料（ポリウレタンなど）は, DMSO と接触することで

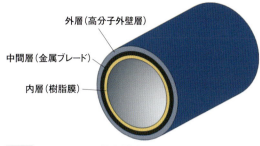

図1 カテーテルの基本構造
中間層の金属ブレードがないタイプのカテーテルも存在する.

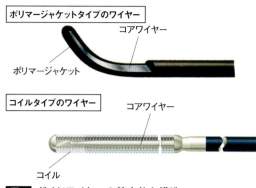

図2 ガイドワイヤーの基本的な構造
（画像提供：テルモ）

融解してしまう．Onyx を使用する際は DMSO で融解しない材料(ポリエーテルブロックアミドなど)で作られたカテーテルを使用する必要がある．DMSO 対応のカテーテルは Marathon（日本メドトロニック），Rebar（日本メドトロニック），Headway（テルモ），Scpeter C（テルモ），Scepter XC（テルモ）などがある．

ガイドワイヤーの基本的な構造

ガイドワイヤーには大別して 2 種類あり，ポリマージャケットタイプとコイルタイプがある**(図2)**．ポリマージャケットタイプのワイヤーは金属で構成された内芯（コアワイヤー）を樹脂でコーティングしたような構造になっている．診断カテーテル検査などでよく用いられるラジフォーカスガイドワイヤー M（テルモ）はポリマージャケットタイプのガイドワイヤーの代表例である．コアワイヤーがニッケル・チタン合金で構成され，表面がウレタン樹脂でコーティングされており，さらにその上に親水性ポリマーがコーティングされている．コアワイヤーがニッケル・チタン合金などの形状記憶合金であればシェイピングするのは難しいが，コアワイヤーの材質によってはシェイピングすることが可能である（例えば，ラジフォーカスガイドワイヤー M の E タイプはシェイプ可能）．

一方，コイルタイプのガイドワイヤーでは金属で構成された内芯（コアワイヤー）の周囲をコイル状の金属が取り囲むような構造をしている．コイルタイプのガイドワイヤーの一例として Traxcess（テル

> **Check!** ≫
>
> ### カテーテルの先端形状について（シェイプ）
>
> Excelsior SL-10（日本ストライカー），Phenom 17（日本メドトロニック）などの脳動脈瘤治療用カテーテルは，外層を構成する高分子材料が熱可塑性の性質をもっており，カテーテルの先端にはあらかじめ形状を付けられたもの（pre-shaped catheter．45°，90°，J 型など）が用意されている．
> 加熱して冷却する過程で形状を覚えるため，ホットガンやスチーマーなどで任意の形状を付けることもできる（manual-shape）．ただし，一定の温度以上に加温するとカテーテル外層の樹脂が変性・短縮してしまうため，注意が必要である．シェイピングの方法は各施設それぞれであるが，ホットガンのほうが素早く加温でき，温度も安定するため，我々の施設ではホットガンを用いている．形状付けの方法は，①ブレード入りのカテーテルでは「倍曲げ，150℃，30 秒加熱」，②ブレードなしのカテーテルでは「倍曲げなし，150℃，15 秒加熱」で，概ね目的の形状が得られている．

モ）がある．Traxcess はニッケル・チタン合金の
コアワイヤーを持っており，その周りをプラチナ製
およびステンレス製のコイルワイヤーが取り囲むよ
うな構造をもっている．プラチナのコイルワイヤー
で囲まれた部分は X 線不透過性を有しており，治
療の際，透視画面でよくみえる部分である．

　一般的に，ポリマージャケットタイプに比べてコ
イルタイプのワイヤーのほうが柔軟な傾向にあり，
頭蓋内血管ではコイルタイプのワイヤーが使用さ
れることが多い．なお，Synchro（日本ストライ
カー）などのこれらの 2 タイプには分類できないよ
うな独自構造をもつワイヤーもある．

デバイス同士の組み合わせ（適合性）

　脳血管内治療では通常ガイディングカテーテル
や中間カテーテル，マイクロカテーテルなど，複数
のデバイスを組み合わせて行うことになる．原則
的に「外側のデバイスの内径 ＞ 内側のデバイス
の外径」であれば挿入可能であるので，適合性を
考えるうえで，それぞれのデバイスのサイズ（内径・
外径）が最も重要である．

　また，デバイスの種類ごとにサイズ表記が異なる
（内径なのか，外径なのか）ことに注意する必要が
ある．シースは内径（French），カテーテルは外
径（French），ワイヤーは外径（inch）で表記され
る（単位のばらつきに関しては歴史的背景による
ところが大きい）．例えば，6 Fr 表記のシースには

6 Fr 表記のカテーテルが無駄なくピッタリ適合す
るため，シースとガイディングカテーテルの適合性
を考えるうえではこのように表記すると非常に便利
である．注意点として，ガイディングシースに関し
ても内径（French）で呼称されるため，例えば，
6 Fr のガイディングカテーテルと 6 Fr のガイディ
ングシースでは実際の内径はまったく異なる（6 Fr の
ガイディングカテーテルのほうが太い）．

　デバイス同士の適合性をカタログスペックから
自分で確認することも可能であるが，デバイス間
の口径差が小さい場合は注意が必要である．屈
曲が多い血管ではカテーテル同士の接触部分が
多くなって，摩擦による挿入の強い抵抗感を認め
て使用困難な場合もあるので，信頼のおける情報
ソース（公表情報あるいはメーカー問い合わせな
ど）で確認することをお勧めする．

ガイディングカテーテル・ガイディングシース

　ガイディングカテーテル（表1）やガイディングシー
ス（表2）は，頚部血管にとどまり，中間カテーテル
やマイクロカテーテルの誘導のためのしっかりとし
た土台となることが求められる．そのため，広径
で，柔軟さよりはしっかりしたサポートを提供する
だけの適切な硬さが要求される．脳血管内治療で
は外径が 6～8 Fr，長さが 80～90 cm のガイディ
ングカテーテルを誘導することが多い．

Check! ≫

より厳密な適合性が求められるもの "contact fit"

ステントやコイルは誘導するカテーテルが大きすぎても駄目である．例えば，内腔 0.0165～0.0170 inch のマ
イクロカテーテルに挿入されることを想定されているコイル（"10 タイプ" のコイル）をより大きいサイズのカテー
テル（内腔 0.021 inch のマイクロカテーテルなど）に挿入すると，カテーテル内でコイルが蛇行して，挿入に強
い抵抗感を示すことや，スタックすることがある．さらにステントは，構造上，デリバリーシステムとカテーテル
の間に隙間があるとステントの押し引きが難しくなるため，デリバリーシステムとカテーテルが厳密に適合している
必要がある．特に，フローダイバーターを誘導するカテーテルに関しては "必ず" メーカー推奨のものを使用する．

表1 代表的なガイディングカテーテル

メーカー	商品名	外径 (Fr)	内径 (inch)	有効長 (cm)	先端柔軟長 (cm)	先端形状
ニプロ	ROADMASTER	6	0.071	90/100	5	Str/MPD
		7	0.08	90/100	5	Str/MPD
		8	0.09	80/85/90	5	Str/MPD
日本 メドトロニック	LAUNCHER	5	0.058	90/100	2	Str/Angle
		6	0.071	90/100	2	Str/Angle
		7	0.081	90	2	Str
		8	0.09	90	3	Str
ジョンソン・ エンド・ ジョンソン (セレノバス)	ENVOY	5	0.056	90/100	2.82	Str/MPC/MPD/CBL/ HH1
		6	0.07	90/100	5.36	Str/MPC/MPD/CBL/ SIM2/HH1
		7	0.078	90/100	5.36	Str/MPC/MPD
	Envoy XB	6	0.07	90/100	1.55	Str/MPC/MPD/CBL
朝日インテック	ASAHI FUBUKI	6	0.071	80/90/100/110	20	Str/Angle
		7	0.081	80/90/100/110	20	Str/Angle
		8	0.09	80/90/100/110	20	Str/Angle
	FUBUKI XF	8	0.09	80/90/100/110	20	Str/Angle
メディキット	Slim Guide	6.1	0.072	90/100	8	Str/Vtr
		7.2	0.08	90	7	Str/Vtr
		8.1	0.089	78/90	7	Str/Vtr
日本 ストライカー	Guider Softip XF	5	0.053	100	7	Str/40
		6	0.064	90/100	7	Str/40
		7	0.073	90/100	7	Str/40*
		8	0.086	90/100	7	Str/40*
SILUX	EBU ガイディング カテーテル	8	0.09	83	0.6	ニュートン形状

*Guider Softip XF 7 Fr/8 Fr, 先端形状 40°の有効長は 100 cm のみ.

表2 代表的なガイディングシース

メーカー	商品名	外径(Fr)	内径(inch)	有効長 (cm)	先端柔軟長(cm)	先端形状
朝日インテック	ASAHI FUBUKI Dilator Kit	6	0.071	80/90/100/110	20	Str/Angle
		7	0.081	80/90/100/110	20	Str/Angle
		8	0.09	80/90/100/110	20	Str/Angle
Cook	Flexor Shuttle	6.9	0.074	90	3〜7	Str
		7.9	0.087	80/90	3〜7	Str
		9.4	0.1	80/90	3〜7	Str
		10.4	0.113	90	3〜7	Str
メディキット	Axcelguide 4F	6	0.066	78/88/93/105	4〜12	STA/VTA/SIM
	Axcelguide 5F	7	0.08	78/88/93/98	4〜12	STA/VTA/SIM
	Axcelguide 6F	8	0.088	78/88/93/98	4〜12	STA/VTA/SIM
日本メドトロニック	Rist 079	7.1	0.079	95/100/105	6	Str

先端部分にバルーンが付いたガイディングカテーテルもあり，留置血管の血流をコントロールできるため，血栓回収療法や頚動脈ステント留置術で使用されることが多い．

近年のガイディングカテーテルは従来よりも先端部分に柔軟性をもたせて，より遠位に誘導することを可能にしたものも登場している（錐体部まで誘導することが可能なものもある）．これらのカテーテルを低い位置にとどめた時に，頚部血管に留置されている部分のサポート力が弱く，カテーテルのキックバックや折れ（kinking）などのトラブルに見舞われる場合があるので注意する．

最近では橈骨動脈アプローチが選択されることも増えている．橈骨動脈は平均3mm程度のサイズしかないため，挿入できるシースは7Fr程度までが限界のことが多い．カテーテル壁の薄さと内腔維持性能が両立しているRistラディアルアクセス　ガイディングカテーテル（日本メドトロニック）などのガイディングシースが有用である．

中間カテーテル

中間カテーテルは頭蓋内に誘導されるカテーテルで，ガイディングカテーテルとマイクロカテーテルの中間の径をもつものである（**表3**）．主に脳動脈瘤の治療においてマイクロカテーテルの安定性や操作性を高めるために使用される（マイクロカテーテルのたわみが抑制され，摩擦も軽減されるため，カテーテルの操作性が大きく向上し，ジャンプアップなどの危険な挙動も抑制される．

中間カテーテルはスペック的には後述の吸引カテーテルと類似しており，中間カテーテルのなかには吸引カテーテルとして用いられるものもある（同じ構造のデバイスが異なる目的で保険収載されている）．

表3 代表的な中間カテーテル

メーカー	商品名	近位外径 (Fr)	遠位外径 (Fr)	内径 (inch)	有効長 (cm)	先端柔軟長 (cm)	先端形状	償還分類
日本メドトロニック	Phenom Plus	4.7	4.2	0.0445	105/120	30	Str	③
	Navien 058	5.3	5.3	0.058	115/125	8	Str	③
	Navien 072	6.4	6.4	0.072	115/125	8	Str/25	③
テルモ	Sofia Select 5F	5.2	5.1	0.055	115/125	17	Str	③
	Sofia Select 6F	6.3	6.2	0.07	115/125	19	Str	③
	Sofia EX	5.4	5.2	0.058	115	9	Str	③
日本ストライカー	AXS Catalyst 5	5.6	5.3	0.058	115	5	Str	③
	AXS Vecta 71	6.5	6.2	0.071	115/125	11	Str	③
	AXS Vecta 74	6.6	6.3	0.074	115/125/132	11	Str	③
	AXS Vecta 46	4.4	4.3	0.046	125/132	11	Str	③
メディキット	Cerulean DD6	6.2	6.2	0.072	103/113	25	Str	①
	Cerulean 4F	4.2	4.2	0.04	105/113/118/123/133	25	Str	①
	Cerulean 5F	5.1	5.1	0.05	113/118/123/133	25	Str	①
朝日インテック	ASAHI FUBUKI 4.2 Fr	4.2	4.2	0.043	120/125/130	10	Str	①
東海メディカルプロダクツ	Guidepost	3.4	3.2	0.035	120/130	6段階変化	Str	②
	Carnelian HF-S	2.8	2.6	0.027	105/125/135	10段階変化	Str	②
テクノクラート	TACTICS	3.4	3.2	0.035	120/125/130/140/150	28	Str	②
	TACTICS Plus	3.4	3.2	0.04	90/120/125/130/140/150	20	Str	②

※償還分類：①標準型，②造影能強化型，③高度屈曲対応型.

脳血管内治療に用いられるデバイスの基本的な特性とデバイス選択に関する考え方

表4 代表的なコイル塞栓用マイクロカテーテル

メーカー	商品名	近位外径 (Fr)	遠位外径 (Fr)	内径 (inch)	有効長 (cm)	先端柔軟長 (cm)	先端形状
日本 ストライカー	Excelsior SL-10 Microcatheter	2.4	1.7	0.0165	150	6	Str/45/90/J/ C/S
日本 メドトロニック	Echelon	2.1	1.7	0.017	147	22	Str/45/90
	Phenom 17	2.2	1.8	0.017	150/170	15	Str/45/90/J
テルモ	HeadwayDuo	2.1	1.6	0.0165	156	非公表	Str

表5 代表的な AIS 用マイクロカテーテル

メーカー	商品名	近位外径 (Fr)	遠位外径 (Fr)	内径 (inch)	有効長 (cm)	先端柔軟長 (cm)
日本ストライカー	Trevo Pro 14	2.4	2	0.017	157	15.5
	Trevo Trak 21	2.7	2.4	0.021	162	15.5
	Excelsior SL-10 Microcatheter	2.4	1.7	0.0165	150	22
日本メドトロニック	Rebar 18	2.7	2.4	0.021	153	15
	Phenom 21	2.6	2.3	0.021	160	15
テルモ	Headway 17	2.4	1.7	0.017	150	非公表
	Headway 21	2.5	2	0.021	156	非公表
ジョンソン・エンド・ジョンソン （セレノバス）	PROWLER SELECT PLUS	2.8	2.3	0.021	150/160	5/15

マイクロカテーテル

カテーテルの外径が3Fr以下のものはマイクロカテーテルと呼ばれる．ここではコイル塞栓や血栓回収術に用いられる代表的なマイクロカテーテルを紹介する．コイル塞栓術用のカテーテルは2マーカーであり，先端形状をシェイピングできる，あるいはあらかじめ特定の形状にシェイプされている．ほとんどの動脈瘤塞栓用コイルは0.0165～0.017 inchの内径のマイクロカテーテルで使用されることを想定されている．有効長は150 cmのものがほとんどである（**表4**）．

一方，血栓回収用のカテーテルでは2マーカーである必要はなく，より遠位に誘導できることが求められる．また，ステントリトリーバーを挿入できるだけの内径が確保されていることも必要である．吸引カテーテルと組み合わせて使用する場合（combined technique），多くの吸引カテーテルが130 cm程度であるため，160 cm程度の有効長の長いカテーテルが求められる（**表5**）．

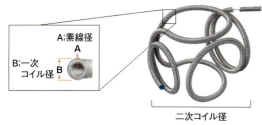

図3 動脈瘤塞栓用コイルの基本構造
（画像提供：日本ストライカー）

脳動脈瘤用コイル

ここでは脳動脈瘤コイル塞栓術で用いられる一般的な離脱式コイルについて説明する．一見するとコイルは1本の紐がまとまったものにみえるが，この紐状の部分は，実際は太さ30〜70 μm 程度の非常に細い素線（主にプラチナ・タングステン合金）が螺旋状（coil状）になったものであり，これを一次コイル（primary coil）と呼ぶ**(図3)**．通常，一次コイル径は250〜500 μm 程度である（0.01〜0.02 inchに相当．マイクロカテーテルの内腔に近いサイズ）．ある動脈瘤に同じ長さのコイルを挿入した場合，一次コイル径が大きいほど充填率は上がるが，コイル自体は硬くなり，挿入に必要なマイクロカテーテルも太くなる．ほとんどのコイルは10タイプのカテーテル（Excelsior SL-10，Phenom 17 など）に挿入可能だが，Target XXL（日本ストライカー）や The Penumbra Coil 400（メディコスヒラタ）などは一次コイル径が大きいため，より大きなカテーテルが要求される．

一次コイルがまとまって，3D形状やヘリカル形状になったものを二次コイル（secondary coil）と呼ぶ（形状としては，様々なものがあるが，最初にヘリカル形状のものが開発されたため，二次"コイル"と呼ばれる）．二次コイル径は1〜30 mm 程度までラインアップされており，動脈瘤のサイズに合わせて選択することになる．二次コイルの形状は，大きくはヘリカル形状と3D形状に分類される．3D形状に関しては各メーカーが独自のものを開発しており，バリエーションに富み，大きくは"内向き"と"外向き"のものに分けられる．内向きのコイルはその場で巻こうとする傾向が強く，外向きのコイルはより広がろうとする傾向が強い．ヘリカル形状はその名のとおり，コイルが螺旋状に形付けられたものであり，軟らかいが，動脈瘤の内壁に綺麗に密着させるのは難しいため，主に塞栓の中盤以降で用いられる．

動脈瘤の中で何度もコイルを巻きなおしたりすると，一次コイルが解けてしまう unraveling という現象が起こることがある．これを防ぐため，一次コイル内部にポリプロピレンやポリグルコール酸などの高分子の糸を入れて一次コイルが解けにくくする stretch resistance（SR）機構が設けられる．近年のほとんどのコイルには SR 機構が備わっている．

コイルの近位部はデリバリーワイヤーに接続されており，機械式機構，あるいは電気式機構によって接続部を離断することでコイルが留置される．

ほとんどの脳動脈瘤用コイルは内径 0.0165 inch のカテーテルに挿入可能なので，コイルを挿入するカテーテルの選択に迷う場面は少ない．自分が使い慣れたものを使用するのがお勧めである．ただし，バルーン併用，ステント併用，ダブルカテーテルテクニックなど，治療戦略に応じて，もう1本のマイクロカテーテルをどうするか，ガイディングカテーテルや中間カテーテルのサイズをどうするかなど，デバイス組み合わせに関するバリエーションは非常に多い．

表6 代表的なステントリトリーバーとマイクロカテーテルとの適合性

メーカー	商品名	サイズ(mm)	内径 0.017 inch の カテーテル	内径 0.021 inch の カテーテル
日本ストライカー	Trevo NXT	3×32	○	○
		4×28	×	○
		4×41	×	○
		6×37	×	○
日本メドトロニック	Solitaire X	3×20	○	○
		3×40	○	○
		4×20	×	○
		4×40	×	○
		6×40	×	○
ジョンソン・エンド・ジョンソン（セレノバス）	EMBOTRAP Ⅲ	5×22	×	○
		5×37	×	○
		6.5×45	×	○
テルモ	TronFX Ⅱ	1.5×15	○*	○
		2×15	○*	○
		4×20	○*	○
		4×40	○	○
		6×50	×	○
カネカ	Tigertriever 17	0.5-3.0×23	○	○
	Tigertriever	1.5-6.0×32	×	○

*TronFX Ⅱ 1.5×15, 2×15, 4×20 は内径 0.0165 inch のカテーテルにも適合性あり.

ステントリトリーバー

　ステントリトリーバーは，機械的血栓回収術において使用されるステント状の構造をした血栓回収デバイスである．ステント構造が血栓回収に有用であるのが分かったのは偶然である．2000年代後半に，動脈瘤治療用に開発された完全リシース可能なステント（Solitaire AB）を閉塞部に展開して，引き下ろしたところ，血栓も回収できることが報告された．

　通常，ステントは永久留置されることを念頭に設計されているが，ステントリトリーバーは血栓を捕捉して，手元のカテーテルまで牽引してくることが求められる．基本的に自己拡張性の高いニッケル・チタン合金で構成されたレーザーカットステントであることが多いが，各社それぞれが独自の構造を有するステントリトリーバーを開発している．それぞれ，使用する際の展開位置，展開方法，サイズ，適合カテーテルなどが少しずつ異なっているため，まずはどれか一つに精通することをお勧めする．

　表6に代表的なステントリトリーバーと内径0.017 inch，0.021 inchのマイクロカテーテルとの適合性を示すので，参考にされたい．

吸引カテーテル

　吸引カテーテルは，血栓を直接吸引除去するため，5 Frや6 Fr以上の外径でありながら頭蓋内血管に深く誘導することが求められる．基本的な構造は「カテーテルの基本的な構造」でも述べた3層構造だが，誘導性を追求するため，多段階硬度変化が設けられているものが多い（20段階もの硬度変化がデザインされているものもある）．現在，多数の吸引カテーテルが上市されており，外層や内層の樹脂の材質，ブレードの材質や形態など多くのバリエーションが存在する．

　国内で保険承認されている吸引カテーテルはほぼすべて代表的な8 Frのバルーンガイディングカテーテルに適合性があり，適合性に関してはあまり迷う必要はない（※ Cello〔日本メドトロニック〕は除く）．吸引カテーテルのデバイス選択に関しては術者の好みによるところも大きく，ステントリトリーバー同様，まずはどれか一つに精通することをお勧めする．

　以上，脳血管内治療で用いる基本的なデバイスを概説したが，少しでも読者の参考になれば幸いである．

IV

合併症の対応

Ⅳ 合併症の対応

"予測" と "対策"

寺田友昭 昭和大学横浜市北部病院 脳神経外科/脳血管センター
黒川 暢 産業医科大学 脳卒中血管内科

はじめに

脳神経血管内治療において種々の合併症に遭遇するが，その代表的なものとして出血性合併症と虚血性合併症について紹介する．

合併症に対する心構えは，合併症の生じる可能性を"予測"し，起こった場合はその"対策"を常に考えながら治療を進めることにある．予測している合併症は，大部分は対応できるが，予測していない合併症は重篤な結果を引き起こすことが多い．それと，合併症を予測しても，起こったことを"認識"できていないと重篤な結果を引き起こすことになる．また，起こった時のことを考えて，その対策をすぐに打てるような治療計画を立てる"準備"も重要である．

これまで，多様な合併症を経験してきたが，紙幅の都合上，動脈瘤の出血性合併症，虚血性合併症の2例のみを提示する．

Check! >>

合併症に対応するには？
①最悪の事態を予測
②それに対する周到な準備
③発生したことを確実に認識
④それに対する適切な対応
により合併症の大部分は対応可能である．
上記の4点について考えながら症例を供覧する．

出血性合併症

①症例紹介【症例1】

58歳，女性．左 ICA top の未破裂動脈瘤，小型で高さがなく横に広がった動脈瘤(幅5 mm，高さ3.5 mm)．右大腿動脈より，ASAHI FUBUKI(朝日インテック) 8 Fr を左内頚動脈に挿入．ネッククリモデリング用に SHOURYU HR(カネカメディックス) 7 mm×7 mm を左 A1 に挿入し，Excelsior SL-10 を形状形成し，動脈瘤の右側・左側のそれぞれの瘤に挿入．ガイドワイヤーは CHIKAI X 014(朝日インテック)を使用．動脈瘤の両方のコンパートメントをダブルカテーテル，バルーンアシストで tight packing の予定．

②実際の治療

右側に挿入したマイクロカテーテルから GDC 10 soft 3.5 mm×10 cm でフレームを作成後，左側に挿入した Hypersofter 1.5 mm×4 cm で左のコンパートメントを閉塞予定 (図1)．

この時，コイルが瘤外に逸脱しているのを認め，破裂と判断．血管撮影でも extravasation あり (図2)．すぐに SHOURYU HR 7 mm×7 mm をネックで拡張させ，止血 (図3)．左のカテーテルから出たコイルは一部瘤外で巻き，その後にマイクロカテーテルを引き戻し，瘤内で巻く．こちらのカテーテルは，親動脈に出てしまった (図4)．

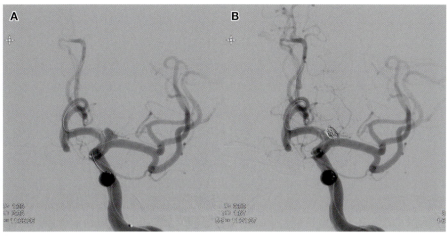

図1 左内頚動脈撮影 ワーキングアングル
A：コイル挿入前．B：ファーストコイル挿入後．

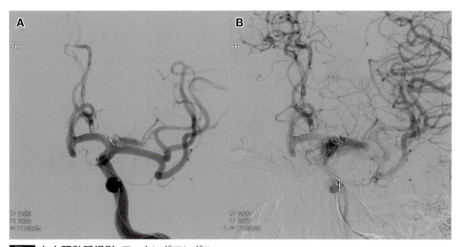

図2 左内頚動脈撮影 ワーキングアングル
A：セカンドコイル挿入後，コイルの瘤外への逸脱を認める．
B：血管撮影では extravsation が認められる．

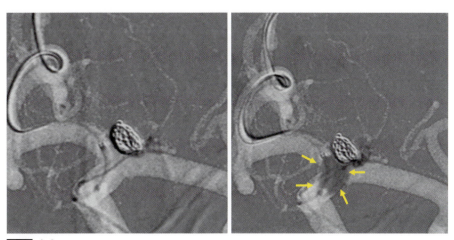

図3 止血
SHOURYU HR 7 mm×7 mm（矢印）をすぐに拡張し，ネックを完全にシールして出血をコントロールする．その後，瘤内に残ったマイクロカテーテルより塞栓を追加する．

その後，対側のカテーテルから EDES 2 mm×4 mm，Hypersofter 1.5 mm×4 cm 2 本を挿入．カテーテルが押し出された時，コイルもわずかに親動脈に出るが，ここで離脱．バルーンを解除してアンギオするも extravasation はなし．15 分待って再度アンギオするも問題なし (図 5)．

　XperCT でもくも膜下腔にわずかな造影剤と出血を認めるのみ (図 6)．麻酔覚醒後，神経学的に問題なく，独歩退院．

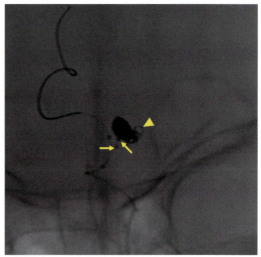

図 4 追加コイル塞栓後の単純撮影
瘤外に出たコイルの一部（矢頭）とコイル塞栓後押し出された 2 本のマイクロカテーテル先端（矢印）が視認できる．

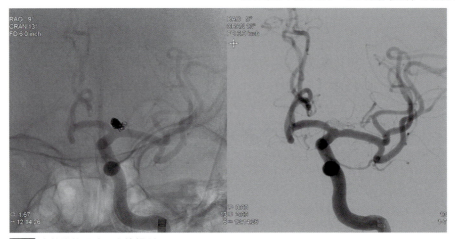

図 5 塞栓術終了後の血管撮影
A：ライブ画像．B：DSA 画像．動脈瘤は完全に塞栓されており，extravasation も認めていない．

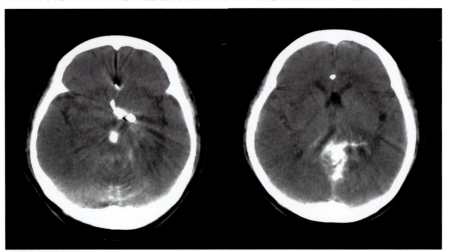

図 6 術直後 cone beam CT
コイル周囲，脚間槽，四丘体槽に造影剤と一部くも膜下出血と思われる高吸収域を認める．

③術中破裂の対応のまとめ

　術中破裂は，まず破裂させたことを認識する．そして，血圧を下げてもらう．ヘパリン中和は状況に応じて行う．明らかに破裂していることが分かれば，血管撮影は，あえて行わない．

　バルーンがあれば，まずは血流を遮断する．バルーンがなければコイル塞栓を続行し，早急に瘤内を塞栓する．

　破裂リスクの高い脳動脈瘤は小型の Acom ということがよく知られている[1-3]．特に A1 と動脈瘤の軸ずれがあるような場合は，必ず破裂時の対応策を講じた上で治療に臨むべきである[1,2]．また，出血が大量の場合は，脳室ドレナージや開頭術をためらってはならない[2]．

> **Check! ≫**
>
> ①合併症の予測：動脈瘤破裂，瘤の詰め残し．
> ②その対策：破裂時はバルーンで対応，ダブルカテーテルで両側の膨隆部を確実に閉塞．
> ③合併症の認識：コイルの瘤外への逸脱，extravasation の確認．
> ④対応：バルーンでネック閉鎖し，カテーテルが押し出されるまでコイルパッキング．

虚血性合併症

①症例紹介【症例 2】

　61 歳，女性．海綿静脈洞部の髄膜腫精査時に MRA で左 A1 に騎乗したかたちの未破裂 Acom AN がみつかり，治療となる (図 7)．

　治療 2W 前より，バイアスピリン 100 mg，クロピドグレル 75 mg を内服開始．AN は 4 mm×4 mm×5.3 mm，ネックの最大径は約 5 mm で A2 に騎乗したかたちの動脈瘤．A2 径は 1.8 mm，A1 は 2.3 mm であった．ステント併用コイル塞栓術で治療を行う予定とした (図 8)．

②実際の治療

　右大腿動脈より 9 Fr シースを挿入し，OPTIMO EPD（東海メディカルプロダクツ）9 Fr を左 ICA に挿入．Navien（日本メドトロニック）6 Fr を C4 まで挿入し，左 A2 を確保するために Excelsior SL-10 S を用いて Synchro 2 Soft（日本ストライカー）で A2 まで誘導した．

　AN コイル用には Excelsior SL-10 S を伸ばして AN 内に挿入し，GDC 10 soft 3.5 mm×10 mm でカテーテルアシスト下にフレーム作成．

　その後，左 A2 に挿入した Excelsior SL-10 S から Neuroform Atlas（日本ストライカー）3 mm×21 mm を展開し，ネックカバーを行った．その後，瘤内に留置した Excelsior SL-10 S から Hydrosoft 3 mm×6 cm を挿入した．この時点の血管撮影でステント内に血栓が生じていることを確認 (図 9)．

　すぐにオザグレル点滴開始，プレタール 200 mg を胃管から注入し，瘤内のカテーテルからすぐに Complex Infini 0.012 inch SilkySoft（カネカメディックス）2-3 mm×6 cm を挿入し，塞栓を終了．Acom 周囲の血流をよくするために瘤内のマイクロカテーテルを抜去した (図 10, 11)．

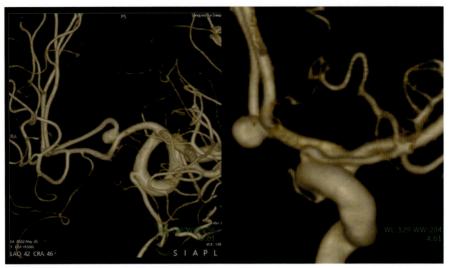

図7 3D CT アンギオ ワーキングアングル

A-com AN：4.04 mm×4.08 mm×5.26 mm
Neck：5.17 mm　D/N：0.78
Proximal A1：2.15 mm〜2.19 mm
Dital A2：1.68 mm〜1.83 mm
予定ステント留置径：21.21 mm

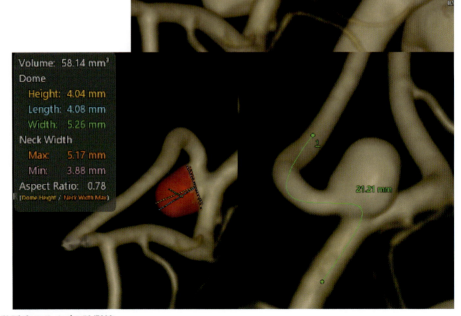

図8 血管径・動脈瘤のサイズの計測値

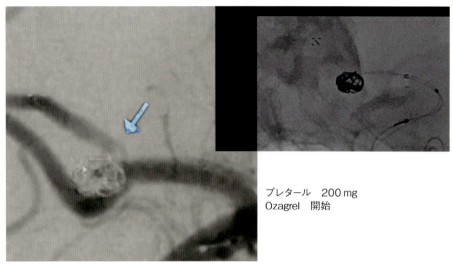

プレタール　200 mg
Ozagrel　開始

図9 ステント展開後のコイル挿入時の単純撮影と DSA 画像
矢印部に血栓の形成を認める．

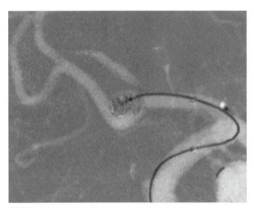

図10 最終コイル塞栓時の DSA 画像
血栓形成が進行し，A2 が閉塞しかけている．

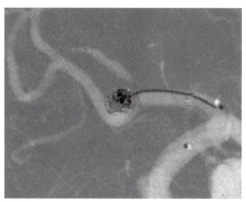

図11 最終コイル挿入後のロードマッピング画像
動脈瘤はタイトにパッキングされている．

　その後，血管撮影を血栓の状態をフォローしていると，数分後に左 A2 は完全閉塞してしまった（図12）．Synchro 2 Soft, Excelsior SL-10 S を用いて閉塞したステント内を通して末梢に送り，ASAHI CHIKAI 315 EXC（朝日インテック）を用いて，Excelsior SL-10 S を Scpeter C（テルモ）と置換した（図13, 14）．

　ステント内で PTA を行うと，閉塞部分はわずかに開通し，A2 の血流は確保された（図15）．

　その後，血栓の消退が遅いので（図16），さらに 2 回 PTA を追加（図17）．血流が改善してきたので，経過をみていると，血栓はどんどん退縮していき，30 分後には血栓は完全に消失した（図18）．

　その後，15 分間，血栓の付着がないことを確認し，手技終了（図19）．

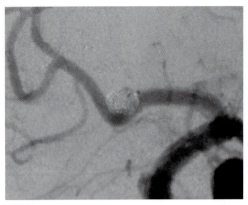

図12 Excelsior SL-10 S 抜去時に DSA 画像
A2 は完全閉塞している．

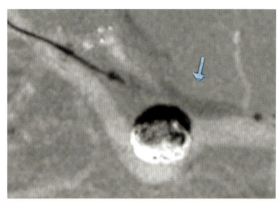

図15 Scepter C で PTA 時のロードマッピング画像
A2・A1 のコーナー部での Scepter の拡張不良（矢印）．

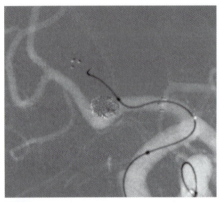

図13 A2 閉塞後のロードマッピング画像
閉塞部を Excelsior SL-10 S と Synchro standard ガイドワイヤーで貫通させる．

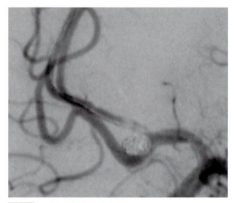

図16 PTA 後の DS 画像
血栓は付着しているが血流は改善してきている．

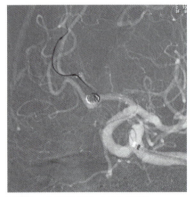

図14 A2 貫通後の DSA 画像
A2 にわずかながら血流が再開．315 cm の交換用ガイドワイヤーで Excelsior SL-10 S を Scepter C に置換する．

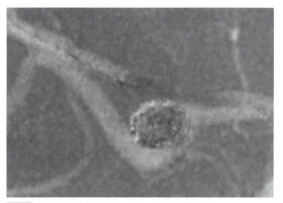

図17 再度 PTA 時のロードマッピング画像
A1・A2 部でのバルーンの拡張不良はなくなっている．

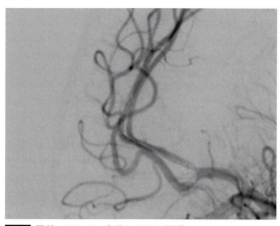

図18 最終 PTA 20 分後の DSA 画像
血栓はまだ残存しているが，血流は明らかに改善．

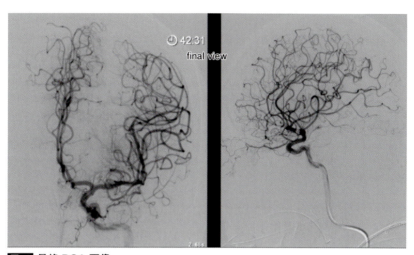

図19 最終 DSA 画像
A：正面．B：側面．血栓は完全に消失し，血流遅延もなくなっている．

③血栓症への対応のまとめ

血栓発生部の不要なものは除去して血栓形成部分の血流を改善する[1,2]．そして抗凝固薬，抗血小板薬を強化する[1,2]．海外では GP/Ⅱb・Ⅲa の投与が開始される[2]．国内では，アスピリン，クロピドグレルに加えて，プレタール，エフィエント，オザグレルの追加を行う．

完全閉塞になっている場合は，血栓内に血流を流すため，機械的に血栓を破砕を行う．可能なら血栓吸引も一つの選択肢だが，ステントを壊さないように慎重に行う必要がある．

> **Check!** ≫
> ①合併症の予測：動脈瘤の術中破裂，ステント内血栓症．
> ②その対策：親カテーテルに OPTIMO EPD を使用．ステント内血栓症予防のために DAPT を 2W 前から開始．
> ③合併症の認識：ステント展開後，2 本目のコイル挿入時にステント内血栓の存在を認識．
> ④対応：オザグレル点滴，プレタール内服開始．Acom 周囲の血流を改善するために，最終コイルを素早く挿入し，マイクロカテーテルを抜去．しかし，完全閉塞したため，PTA を行い，血流を再開させ，血栓内に薬がいきわたるようにした．

おわりに

　症例を重ねていけば，予測していない合併症，予測していても対応できない合併症に必ず遭遇する．その可能性を極力減らすために，日頃のたゆまぬ努力・研鑽を怠ってはならない．

文献
1) 寺田友昭 ほか：クリッピング後再発前交通動脈瘤に対するコイル塞栓術：ステント併用コイル塞栓中の動脈瘤破裂. 脳外速報 25：710-8，2015
2) Ihn YK, et al：Complications of endovascular treatment for intracranial aneurysms：Management and prevention. Interv Neuroradiol 24：237-45, 2018
3) Park YK, et al：Intraprocedural Rupture During Endovascular Treatment of Intracranial Aneurysm：Clinical Results and Literature Review. World Neurosurg 114：e605-15, 2018

V

やってはいけない手技

V やってはいけない手技

正しい方策を学び，先人の知恵を活用する

宮地 茂　愛知医科大学 脳神経外科

POINT

やってはいけない手技を下記のようにまとめる．
①合併症につながる手技（無理，無謀，乱暴なデリカシーのない手技）
②間違った戦略に基づく手技（知識不足や症例の特性を無視した手技）
③固執・拘泥する達成不可能な手技
④カテーテリゼーションの本質を理解していない手技
⑤異常の認知やリスクの察知ができず，不用意に実行してしまう手技
⑥先人の知恵や経験を無視した自分勝手な手技

基本的な考え方

　最もやってはいけないことは合併症につながる手技である．脳に限らず，カテーテルインターベンションで共通する最も危険な合併症は，デバイスの穿通である．これは明らかに無理・無謀・乱暴な手技を行ったことによる．

　次に重大な後遺症につながる合併症は血管閉塞で，血管解離や医原性塞栓など，不用意な手技でも起こり得るが，不慮の発生もある．しかし，ほとんどの手技上の問題は，技術的問題に加えて，適応も含めて戦略の時点から間違っていることが多い．当初から予定したアプローチ，デバイス選択，治療順序などが不適切であると，どこかで無理が生じて，手技が困難となる．そのまま手技を続けると，焦りと苛立ちからどうしても手技がラフとなり，合併症の発生につながる．

　最も悪いパターンは，①自分がやってみたい手技，②はじめて思いついた空想による手技，③自分の体験のみに基づく偏見による手技，④不必要に複雑な手技，⑤医療と関係ない縛りによる手技である[1]．

　「①自分がやってみたい手技」については，学会などで聞いて「やれるかも」と思った単純な発想や，採用が適切とはいえない症例への新しいデバイスの適用などがあり，症例の特性を無視した歪んだ考え方である．

　「②はじめて思いついた空想による手技」は，①ともリンクするが，これまでやられたこともない方法を思いつき，それを試してみたいと思った場合である．もちろん，すばらしい世界初の思いつきの場合もあるが，多くはやってみると失敗する．従来法と比較してよく検討することが必要である[2]．

　「③自分の体験のみに基づく偏見による手技」は，一度行ったアクロバティックな手技の，またはトリッキーな手技の成功体験から，すべてこれで

いけると思って何にでも適用する場合，逆に一度失敗して合併症が生じた手技を二度と行いたくないという異常な畏怖と嫌悪による選択肢からの排除による場合である．これらの偏見があると，実際にはもっともよい方法がほかにあるのに，自らそれを見失ってしまうことになる．

「④不必要に複雑な手技」は，例えば動脈瘤塞栓術において，通常のコイリングが可能な症例で，複数のガイドカテーテルやマイクロカテーテルを用いた自己満足的な（またはより完全な治療結果を得たいという欲望に基づく）手技を行うケースで，多くのデバイスが血管内でひしめくことにより，相互の friction や血管壁への過剰なストレスによって合併症が起こりやすくなる．

「⑤医療と関係ない縛りによる手技」は，主として経営的な視点から，最適のデバイスが使えない場合，または使用を制限される場合であり，そのために使いにくいデバイスで済ませようとして事故が起こる．

これらの手技前の戦略決定でのミスを防ぐためには，まず最も適切な戦略を立てることが基本であり，それが思いつかない時，または自信がない時にはシニアに相談することが必要である．またそれがうまくいかない時のことも考えて，次の手段を複数考えておき，リリーフ，レスキューができるようにすることも重要である．

手技実施における注意

実際に治療を施行する時，最も重要な点は「こだわらないこと」である[2]．術前に設定した手技の流れや治療戦略を実際に行ってみたらうまくいかない，ということはしばしば起こる．決めたシナリオどおりに行うことに固執して，成果が得られないのに同じ繰り返しをするのは時間の浪費である[3]．

手技が進まないと，術者の気力や精神的安定が失われて，合併症発生につながる．そればかり

でなく，患者の被曝や造影剤の量が増えて，コメディカルスタッフからの信頼も失われる．基本的に，3回も同じことを行ってダメな場合には，その手技の正当性は疑わしいと考えたほうがよい．この時には，デバイスを変える（新しいものを出してもらう，別のデバイスにする，形状を変えるなど），手を変える（助手に手伝ってもらう，シニアに変わるなど），またはとりあえず撤退する（延期して戦略の立てなおし，ほかの治療オプション〔保存的治療を含む〕の再考など）などを検討すべきである．

このような膠着した状況では，早く見極めをつけて，あらかじめ想定しておいた別の戦略に移行することが肝要である．また，やむを得ない事情（院内発症例や術中合併症など）以外で，第三者的に公平にみれば，不可能・無意味と思われたり，やれば悪くすることがわかっていたりしても，治療に突入する行為は，当然やってはいけない．

各手技における Don'ts

【総論】

カテーテリゼーション全体について最も求められるのは，デリカシーのある手技である[2]．ここでいうデリカシーとは「ゆっくりやる」という意味ではなく，①丁寧に愛護的に行う，②無思慮に動かしたり，突進したりしない，③次に起こりそうな不具合や有害事象を予想・察知する，④失敗しそうな時，起こる前にすぐに停止，または引き返す，ことなどである．これらは医療安全上の基本的な考え方である．デリカシーのない手技では，デバイスは思うような動きをしてくれないうえに，血管を傷めたり，デバイスを損壊したりする危険性がある．デバイスを自分の手足と思って gentle に扱うのが基本である[1]．

特に，何かを挿入しようとした時に異常な抵抗があった場合には，そこでストップすることが肝心

であり[4,5]，力任せに進めることで大合併症が起こり得る．最も端的な例は，脳動脈瘤塞栓術において，コイルを押し出そうとする時に強い抵抗があり，進まない場合である．コイルが何かに当たっているわけで，これがコイル塊の場合にはカテーテルがキックバックするだけであるが，コイル塊のフレーム外にカテーテル先が存在して，動脈瘤壁に当たっている場合には，動脈瘤を穿通することとなる．

一方，AVシャント疾患において液体塞栓物質を打ち込もうとした時の異常な抵抗は，ほとんどの場合，カテーテル内での析出・重合による固形化によるもので，この時に力を入れてシリンジを押せば，カテーテルがバーストしてしまい，塞栓物質が正常動脈内に広く飛び散ってしまう．固体塞栓物質を注入する時も，スタックした場合には，塞栓物質の凝集によるカテーテル閉塞が原因である．

ガイドワイヤーがカテーテル内で動かない時には，カテーテル内に血栓が生じているか，カテーテル自体がキンクしているかである．

これらの異常事態を察知したら，面倒だからとか，なんとかなるとか思うことなく，冷静な対処をすべきである．

もう一つ，血管内カテーテリゼーションの基本は，蛇の前進と同じで，たわみとアンカリングとその開放によって行われることを認識する必要がある[6]．一般にワイヤーやカテーテルを遠位に進める場合には，近くの屈曲部やガイドカテーテルを足場にして上がろうとする．マイクロカテーテルを押す時，ガイドや中間カテーテル（DAC）が足場として支えきれない場合には，反作用で下降する．

逆に遠位から展開しはじめたステントにおいて，デリバリーのためのカテーテルを引いてくると，その反作用でどんどんガイドカテーテルが上行してくるだけで，展開は一歩も進まないということがflow diverter 留置などでしばしば起こる[7]．ただ

し，血栓回収手技においては，この作用を用いて，ステントリトリーバーを遠位にアンカリングさせて吸引カテーテルを上げるのに役立っている．

一方，各屈曲部で極限まで上向きのストレスがかかっている状態でたわみをとると，カテーテルはjumpingして遠位に自然に進む．AVMなどの動静脈シャント疾患で遠位の細いfeederへマイクロカテーテリゼーションを行う時，マイクロワイヤーを下ろす動作の反作用としてカテーテルを前進させるのは，この原理を利用している[8]．カテーテルはワイヤーに沿わせて（それを固定して）進めるものだという固定観念はよろしくない．また，術者とは別に，助手がその不適切な動きをするDACやガイドカテーテルの位置修正を行って補助しなければ，手技は進行しない．逆に目的部位に到達したワイヤーを抜く時に不用意に引き下げると，たわみが取れた瞬間にカテーテルが進んで穿通したり，分枝に突き刺さったりすることがあるので，注意が必要である．

複数のカテーテルを同軸（coaxial）に入れて操作している場合，カテーテル内のfrictionがある場合には，「道連れ」状態になって同じ動きをすることが多いが，それ以外に留意すべきことは相互の反作用である[7]．遠位に進めたいマイクロカテーテルを押し続けるとその反作用でガイドカテーテルや他方のマイクロカテーテルが下がってくることがある．この時，押し上げる力とガイドが下がってくる反対方向の力で動きが相殺されるため，カテーテルの前進がなく，もっと強く押すとシステム全体がさらに下がると同時に，他方のカテーテルも巻き添えを食って下に落ちてしまう．

このようなカテーテリゼーションの基本に加えて，各疾患やその治療においてやってはいけない手技は極めて多くあるが，本書の各項目に任せて，本稿ではすべてではないがそれぞれのsituationでやってはいけない手技例の一部を示す．

220

【各論】

①アプローチ

●上行大動脈内に滑落

Type 3の大動脈弓で腕頭または左総頸動脈にアプローチする時に，ガイドカテーテルが下にたわみ出したのに，そのまま押し続けて，すべてのシステムが上行大動脈内に滑落する.

●分枝に迷入

ガイドワイヤーの先端が，モニター上でみえないままカテーテルを進めてしまい，気がついたらワイヤー先端が分枝に迷入している.

●不用意な押し上げ

頸部内頸動脈のかなり遠位（錐体部付近）まで，不用意にガイドカテーテルを押し上げてしまいspasmや解離を起こす.

●病変から外れる

カテーテル交換で，尺取り法で手技を行っている時に，ロングガイドワイヤーの先端が激しく上下するのに構わず手技を続けて病変から外れてしまう.

●2 handsの基本ができていない

分枝の選択ができたばかりの大事な場面で，カテーテルとガイドワイヤーのどちらかの操作に切り替えるために両手を一緒に外してしまい，その瞬間にカテーテル先端が外れてしまう.

●全システムが落ちる

マイクロカテーテルを上げる時に，DACがキックバックして動きを相殺してしまっているのに気が付かず，どんどんカテーテルを押してDACが視野から消えて，最後にたわんで全システムが落ちてしまう.

②動脈瘤塞栓術

●最適のワーキングアングルを取らない

顔の位置や角度を変えれば最適のワーキングアングルが取れるのに，面倒くさがってみえないままで手技を続ける.

●ガイドワイヤーを適切に扱わない

前交通動脈瘤にアプローチする時，A1選択のための角度が不十分な先端shapeのマイクロガイドワイヤーを使い続けたり，十分にガイドワイヤーをA1に挿入しないままカテーテルを押してjumpingしたり，中大脳動脈のほうへたわんで抜けてしまう.

●不用意にコイルを押し出す

カテーテルが動脈瘤の深部の壁に当たっているのに不用意にコイルを押し出してしまう.

●デリバリーワイヤーを捻ったり回したりする

コイルを畳みこもうとして，コイルのデリバリーワイヤーを捻ったり回したりする.

●カテーテルがキックバックして逸脱する

カテーテル先が入り口から出かかっているのに構わず，コイルを押してカテーテルがキックバックして逸脱してしまう.

●デリバリーワイヤーを無造作に抜く

離脱した（はずと思っていた）コイルのデリバリーワイヤーを無造作に抜いて，離脱しきれていないコイルがついてきてしまう.

●最終コイルのお尻が飛び出る

最終コイル離脱後にマイクロカテーテルを抜く時に，先端がみえた瞬間に勢いよく引いてしまい，最終コイルのお尻が飛び出してしまう.

③動静脈シャント疾患（AVM・DAVF）

●検討不足

シャント部の把握や，戦略上の順序，アプローチなどをよく検討・熟慮しないまま，なんとなく治療に臨む.

●ひたすらぐりぐり回して進める

極細マイクロカテーテルのアプローチにおいて，マイクロガイドワイヤーの shaping が不適切（曲げが大きすぎる，または不十分）で屈曲部を越えないのに，ひたすらぐりぐり回して進めようとする.

●異常な分枝に気づかない

液体塞栓物質を注入中に異常な分枝がみえてきたのに，そのまま注入を続ける.

●抜去時期の遅延

液体塞栓物質が限界以上に逆流してきたのに，シャントや nidus の閉塞の達成にこだわって抜去時期が遅延してしまう.

●力任せ

Trap や gluing したマイクロカテーテルを力任せに引き抜こうとする.

④CAS

●確認不足

側副血行路や危険な吻合などの存在を確認せずに手技をはじめてしまう.

●デバイスを破損

プロテクションデバイスの準備や setting で，慎重な操作や取り扱いをせずにデバイスを破損してしまう.

●ワンパターンの曲げ

狭窄部の形状に合わせた shaping でなく，ワンパターンのガイドワイヤーの曲げで病変通過を試みる.

●雑な手技

カテーテルやステントなどのデバイスの交換で，雑な手技によりプロテクションデバイスが病変部から落ちてしまう（または頭蓋内へ進んでしまう）.

⑤血栓回収

●乱暴で粗雑

早くやることにこだわって乱暴で粗雑なアプローチ手技を行う.

●勢いよく動かす

血栓部を通過して遠位に進める時，ステントレトリーバーを引く時に勢いよく動かしてしまう.

●ひたすら追いかける

取りきれなかった血栓の一部が移動して遠位の閉塞が認められる時に，ひたすら追いかけて取ろうとする.

●一つに拘泥

一つのデバイスや手法のみに拘泥して，ほかの variation（combination 法やほかのデバイス選択）を試そうとしない.

まとめ

脳血管内治療手技には，ほとんどの場合，確立されたコンセンサスのある手順と技術が存在するため，それにしたがって基本どおりに行うことができれば大きな事故にはつながらないはずである.

しかし，本稿で挙げた例のほかにも，さまざまな場面で「それだけはダメ」とか「やったらドボンになる」という想定外の危険な場面に遭遇することはある[2]. この時のリスク回避のための方策のひらめきと適用および実際の遂行については，やはり経験的な知識が必要である[9]. 逆に，別の危険を伴う aggressive な手技を使ってでも乗り切らなければならないこともあるが，この場合はさらに慎重かつ卓越した手技が必要となる.

先人が経験してきたつらい合併症や失敗を，後進が同じように繰り返していては進歩がない. 自己満足や唯我独尊の姿勢ではなく，成書やセミナーなどの失敗例，レスキュー例から，正しい方策を学び，先人の知恵を活用することが大切である.

V　やってはいけない手技

正しい方策を学び，先人の知恵を活用する

文献

1）宮地　茂：体の章．D．インフォームドコンセント，80-8（新・脳血管内治療兵法書．メディカ出版，大阪，2022）
2）宮地　茂：心の章．A．デリカシーとセンス，496-8（前掲書 1）
3）宮地　茂：心の章．B．バランス，496-8（前掲書 1）
4）中原一郎：E．医原性血管損傷，441-6（宮地　茂 ほか 編：脳血管内治療学．メディカ出版，大阪，2018）
5）瓢子敏夫：3．カテーテリゼーション：ガイディングカテーテル，43-52（吉田　純，宮地　茂 編：脳血管内治療の Do's & Don'ts 第 2 版．医学書院，東京，2006）
6）宮地　茂：体の章．B．基本手技 2（アプローチ）と基本姿勢，56-79（前掲書 1）
7）宮地　茂：技の章．A．動脈瘤，96-283（前掲書 1）
8）宮地　茂：技の章．B．動静脈奇形，284-320（前掲書 1）
9）宮地　茂：心の章．C．トレーニング，502-12（前掲書 1）

VI

血管内治療の
トレーニング

VI 血管内治療のトレーニング

1 >> 知識，技術，責任を主眼とした脳血管内治療医の育成

佐藤 徹 近畿大学病院 脳神経外科/脳卒中センター

POINT

>> トレーニングツールを臨床前のツールとして使用することは，機器の使用法，デバイスの特性を理解するのみならず，治療に対するモチベーションを高める効果がある.

>> 「どの戦略を用いて，どのタイミングで治療を終了するか」ということについて責任をもってあたることこそが，治療の本質である.

>> 治療医育成には学術的要素以上に対話が重要である.

はじめに

脳血管内治療は，機器・技術の発展により，脳卒中の治療において不可欠な存在となった. 脳動脈瘤塞栓術を例に挙げれば，この30年弱の間において単純なコイル塞栓術から balloon, neck bridge stent などを用いた adjunctive technique の出現，そして近年では flow diverter や W-EB (Woven EndoBridge device) などの登場があり，脳動脈瘤に対する血管内治療の適応，安全性，確実性のいずれもが向上した. また，急性期脳塞栓症に対する血栓回収療法はデバイスの進歩もさることながら，多くのエビデンスに支えられ，多数の患者に社会復帰のチャンスをもたらしたといっても過言ではない.

これらの進歩が，脳血管内治療件数の増加，そして脳血管内治療医の需要の増加をもたらした

のはいうまでもない. 一方，脳血管内治療は，出血性リスク・虚血性リスクもけっして低くはなく，治療医に対して高いレベルでの知識と技術が求められるのは論を俟たない. そのため，脳血管内治療医の育成は喫緊の課題である.

本書は『脳血管内治療の基本テクニック』というタイトルがつけられ，知識と技術の融合を目的としているが，本稿はほかの項目とは趣を異にして「脳血管内治療医の教育法」について筆者の経験に基づく考えを述べることをお許しいただきたい.

脳血管内治療用のトレーニング機器

脳血管内治療においては，対象となる脳血管が小径で屈曲蛇行していて，留置するデバイスも多様化しているという特徴がある. 脳血管内治療の草創期においては，各治療医が実際の症例にお

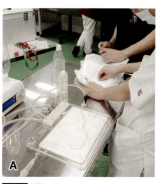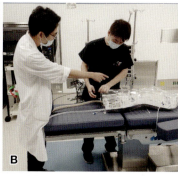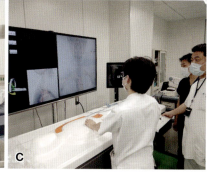

図1 様々な off the job training の機器
A：動脈瘤フローモデル（局所）．B：EVE（全身フローモデル）．C：VIST（virtual simulator）．

表1 代表的な脳血管内治療トレーニングツールについて

	概要	長所	短所	有用な対象疾患/治療
動脈瘤フローモデル	様々な動脈瘤がシリコンモデルに作成されており，その中を界面活性剤入りの液体を循環させて使用．	コイルの挙動が流体モデルで確認できる．X線透視は基本的に不要．場所をとらない．	平面的であり，動脈瘤内へのマイクロカテーテル，コイルの誘導，留置以外の手技については体験できない．	脳動脈瘤コイル塞栓術
EVE	動脈瘤フローモデルが立体化かつ全身化したもの	コイル塞栓術をはじめ様々な疾患についてアクセスを含めて治療を体験できる．立体的な血管でデバイスをアクセスすることが体験できる．	高価．動脈瘤が立体的に作成されており，X線透視下に使用しないと挙動が確認しづらい．持ち運びは困難．	脳動脈瘤コイル塞栓術 AISに対するMT
VIST	コンピューターシミュレーション機器．画像をみながら手元にあるカテーテル類を操作する．	様々な疾患についてアクセスを含めて手順について確認しながら治療を体験できる．X線透視は不要．	高価．体験するカテーテル，ワイヤーの挙動は実臨床と少し違うときもある．	脳動脈瘤コイル塞栓術 AISに対するMT CAS

AIS：acute ischemic stroke． MT：mechanical thrombectomy． CAS：carotid artery stenting．

いて試行錯誤を重ねながら自らのテクニックを駆使して治療を完遂する，というのが当たり前であったように思われるが，①脳血管内治療の普及に伴ってもともとこの治療の利点である低侵襲性のみならず，治療の安全性・確実性に対する（患者側の）期待・信頼が非常に高くなってきていること，②脳血管内治療医，および脳血管内治療を行う施設の増加により，治療医ないし治療施設あたりの症例数は少なくなってきていること，③そもそも治療の時に試行錯誤を重ねることは不確実性をはらむことになり患者に対するリスクを増やしか

ねないこと，などから病変部までのアクセスおよび病変部を含む近傍の血管解剖について，あらかじめsimulateするための機器が開発された．

代表的なものとして動脈瘤フローモデル（図1A），EVE（全身フローモデル，ファインバイオメディカル，図1B），VIST（血管内治療シミュレーター，Mentice，図1C）が挙げられるが，これらの長所・短所については表1にまとめたので参照されたい．

いずれにしても，これらのトレーニングツールを臨床前のツールとして使用することは，機器の使用法，デバイスの特性を理解するのみならず，治

療に対するモチベーションを高めて，治療の安全性を高める効果があることについては疑う余地はないと思われる[1-4]．

脳血管内治療医の育成の基本理念

指導者にとって「どのように脳血管内治療医を育てていくか」ということが近年話題に挙がるようになったが，これは言い換えると「どうすればよい脳血管内治療医になれるのか」ということを明確化する作業にほかならない．「よい」とは安全かつ確実な治療法を実践することであり，このためには，知識，技術，経験，度胸，天賦の才の5つの要素が関与しているように思われる．

しかしながら，これから治療医の道を歩む医師にとって実際に必要なのは知識・技術の2つである．経験は後からついてくるものであり，度胸の有無は結果に直結はしない．また，天賦の才の有無が治療医の資質を決めるのであれば，そのような治療は普及しないのである．つまり，知識と技術を獲得して（獲得させて），経験を積む（積ませる）ことによって「よい」脳血管内治療医を育成させることが可能である．

トレーニング機器の登場により，デバイスの使用法・特性についての理解（デバイス，手技に関する知識・技術）を preclinical に行えるようになったことは，この治療の普及に効果をもたらしたと思われるが，指導医はこれらの off the job training の環境整備を行うこと以上に，trainee がこれらの training で得られた知見をいかに臨床につなげるかに心血を注ぐべきである．

臨床を遂行するうえで，知識と技術はあくまで fundamental であり，これらを活かすために必要なものは「責任」である，と考えている．

動脈瘤の中にコイルを入れる行為だけであれば，それこそ小学生レベルでも容易に修得できる

わけで，「どの戦略を用いて，どのタイミングで治療を終了するか」ということについて責任をもってあたることこそが，治療である．

脳血管内治療医育成プロトコルおよびその運用：20年の指導者経験から

では，どのように知識と技術，そして責任を身に付ける（身に付けてもらう）のか，どのように経験を積ませる（積んでもらう）か，という方法論に移る．

これについては指導医，施設ごとの創意工夫があると思われる．一つの解だけが存在するわけではないが「この施設（私）がこれまでやってきて，うまくいっているから，それに従うべきである」という指導法は，理論的裏付けに乏しい「たちの悪い」徒弟制度でしかないので，忌避されるべきである．

①知識

「知識」の獲得について述べると，解剖学的知識は教科書と脳血管撮影で，治療法や周術期管理は教科書と論文などで獲得すべきであるが，特に動的撮影である脳血管撮影を数多く読影することを強く推奨する．

教科書的知識に肉付けをするのが過去の症例記録である．その施設の過去の症例記録に目を通すことは，最初にもっていない「経験」の代用になるのでこれはぜひとも行っていただきたい．

②技術

「技術」については，まずは脳血管撮影を安全に行うことからはじまる．クリッピング術のように開閉頭時に扱う臓器（皮膚，骨，筋肉）と顕微鏡下に扱う臓器（血管，脳，神経）に違いがあれば，「開閉頭はできなくてもクリッピングはうまい」という術者を育てることは可能であるが，脳血管撮影と脳血管内治療で扱うのは同じ血管であり，血管

表2 筆者が国立循環器病研究センター脳血管内治療チーフ時代に用いていた経験度別の業務内容および到達目標

	後期臨床研修医〜IVR 初心者 (主に知識習得)		JSNET 専門医受験前 (主に技術習得)	JSNET 専門医取得後 (技術向上と責任治療医，指導)
青：技術 緑：知識 赤：責任	(1) 脳血管撮影を安全に施行する（検査）	脳血管撮影から情報を収集（読影）	(5) GC の誘導・留置を行う CAS の術者	(9) 破裂脳動脈瘤の術者となり急性期治療の戦略立案・治療遂行が問題なくできる
	(2) 各疾患の病態・治療のコンセプトを理解する		(6) ECA への MC の誘導，腫瘍塞栓を行う	(10) dAVF・AVM の戦略立案，病変部への到達および適切な治療ができる
	(3) 周術期管理を修得する		(7) 頭蓋内血管への MC・BC の誘導を行う	(11) Chief として治療を organize する
	(4) 治療器具の使用（準備）法を修得する		(8) 動注・AIS の術者となる	

GC：guiding catheter. CAS：carotid artery stenting. ECA：external carotid artery. MC：microcatheter. BC：balloon catheter. AIS：acute ischemic stroke.

径の違いによって使用するデバイスのサイズが違うだけである．したがって「脳血管撮影がへたで脳血管内治療がうまい治療医」は存在しないのである．そして，脳血管内治療に使用されるデバイスの使い方を習得する，というのが技術習得の流れになる．

③責任

そして，「責任」の習得について述べる．責任は治療を受ける患者に対する責任のみならず，治療チームのなかでの自分の役割を果たすという責任もある．

したがって，治療のサポートの役目に当たっても，道具の準備から手を抜かず，術者の考えを汲み取ってやりやすいように環境整備をする，といったことを率先して行えているかどうかを，筆者は術者指名の基準の一つに加えている．

また，筆者は「術者に治療を任せる」ことにしており，基本的にはスクラブインしない．ピンチで手を貸すことは簡単ではあるが，そこで自ら乗り越えることを経験しないと，再度同じ苦境に立った時にも指導医の助けがないと乗り越えられない，ということになりがちである．「難しくて自分だとうまくできないから指導医の先生に頼る」，あるいは「指導医である自分がやったほうがすんなりいくから手助けする」という判断・行動を trainee と trainer の双方が性急に行わないことが教育のうえでは肝要である．

治療医教育のロードマップ

表2に筆者が国立循環器病研究センター（NCVC）在籍時に用いていた治療医教育のロードマップを掲載する．これは院内のどこかに掲示していたわけではなく，個別に現在の立ち位置，および今後の目標を伝えるようにして，trainee とのコミュニケーションを通じて技術・知識の習熟度，精神的な業務をどのように課していくかを判断していた．

一方，指導者が独善的であってもいけないので，指導を受けた側の意見も確認すべく，NCVCで共に働いた50名に無記名でアンケートを行ったところ，98%が「NCVCで脳血管内治療に従事したことが自分のキャリアを形成するのに役立った」との回答であり，また周術期に行う8つの教育的 activity (**表3**) のうち，どれが最も役に立ったかについて調査したところ，意外なことに「(c) 作戦会議」が1位であった(**図2**)．3-D ワークステーションをみながら行う肩ひじ張らない意見交換のなか

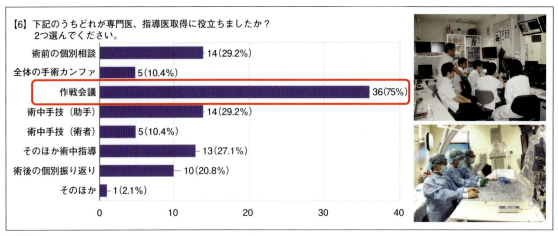

図2 NCVC traineeたちへのアンケート調査（抜粋）

表3 周術期に行う8つの教育的activity

(a) 術前の個別相談
(b) 科内での術前検討会（スライド発表）
(c) 作戦会議（術前日にアンギオ室で行うミーティング）
(d) 術中の手技指導（助手の場合）
(e) 術中の手技指導（術者の場合）
(f) そのほか術中の指導（セッティングなど）
(g) 術後の個別振り返り
(h) そのほか

に潜む様々なtipsがtraineeたちのやる気に最も響いていた，ということがわかり，治療医育成には学術的要素以上に対話が重要であることを痛感した．

おわりに：理想の教育法は絶えず変化していく

以上，筆者の経験をもとに脳血管内治療医の育成について述べた．しかし，筆者も現所属に異動し，上述のやり方がベストな方法であるという固定観念は取り払っている．NCVCのように医師の平均在籍期間が2年である施設での促成栽培に近い密度の濃い教育法とは違い，在籍期間の長い施設でじっくりと治療医を育成していく手法へと転換している．知識・技術の習得にも動機付け（いわゆる「やる気スイッチ」を探してそれを押す作業）が必要であるし，年齢が離れ，経験値にも大きい差のあるtraineeに対して自分の言葉が金科玉条のようにとられてしまえば，traineeは受動的になってしまうばかりである．自分自身で考えを述べられる環境を維持する必要がある．

各施設・各医師の個性を見極めたうえでの教育法は無数に存在すると思うが，各治療医が成長の過程で「責任」に基づいた治療を行うことの重圧，それに耐えうる知識・技術の習得の必要性を認識し，術者にしか味わえない達成感を享受し，日々の臨床に邁進すること，そして指導医はその成長の過程を見届けることに喜びをみいだしてほしいと考えている．

文献

1) Hsu JH, et al：Use of computer simulation for determining endovascular skill levels in a carotid stenting model. J Vasc Surg 40：1118-25, 2004
2) Crossley R, et al：Validation studies of virtual reality simulation performance metrics for mechanical thrombectomy in ischemic stroke. J Neurointerv Surg 11：775-80, 2019
3) Schneider MS, et al：Metric based virtual simulation training for endovascular thrombectomy improves interventional neuroradiologists' simulator performance. Interv Neuroradiol 29：577-82, 2023
4) Koyama J, et al：Development of simulator system using endovascular evaluator for catheter intervention training. J Neuroendovasc Ther 12：1-5, 2018

VI 血管内治療のトレーニング

2 >> 東京慈恵会医科大学脳神経外科での血管内治療トレーニング：フェローシップ制度と医工連携の活用

加藤直樹　　東京慈恵会医科大学 脳神経外科
長山剛太　　東京慈恵会医科大学 脳神経外科
府賀道康　　東京慈恵会医科大学 脳神経外科
藤村宗一郎　東京理科大学 工学部 機械工学科/
　　　　　　東京慈恵会医科大学 総合医科学研究センター 先端医療情報技術研究部

佐野　透　　東京慈恵会医科大学 脳神経外科
石川耕平　　東京慈恵会医科大学 脳神経外科
榎本弘幸　　東京慈恵会医科大学 脳神経外科
畑岡峻介　　東京慈恵会医科大学 脳神経外科
菅　一成　　東京慈恵会医科大学 脳神経外科
石橋敏寛　　東京慈恵会医科大学 脳神経外科
村山雄一　　東京慈恵会医科大学 脳神経外科

POINT

>> 当科で導入しているフェローシップ制度では，
治療適応や戦略の判断にはじまり，
治療手技と術後のフォローアップまでを
一貫して学べる体制を整えている．

>> 血栓回収療法については閉塞血管に応じたプロトコルを定め，
トレーニングを開始したばかりの術者でもスムーズに
作戦や技術を習得できるようにしている．

>> 頭蓋内ステントや新規デバイスを扱う際には，
シミュレーションとイメージングを活用することで
安全性向上を目指している．

はじめに

これまで当科では，脳血管内治療専攻医を対象に独自のフェローシップ制度を構築し，術者養成に役立ててきた．また，東京理科大学やシーメンス社と協力をしながら，シミュレーションやイメージング技術をトレーニングに取り入れる試みも続けている[1-6]．本稿では，当科で取り組んでいるフェローシップの流れや，医工連携を活用したトレーニングの実際について述べる．

フェローシップの概要

当科では，脳血管内治療専門医取得を志す場合，ほかのサブスペシャリティ（脊髄外科，脳腫瘍など）保有の有無にかかわらず，フェローシップ制度に参加することができる．この制度を用いることで，専門分野の枠を超えて脳血管内治療に多く携わることができ，hybrid neurosurgeon の育成にも役立っている．

フェローシップ期間中は集中して脳血管内治療症例の担当医となり，まず適切な検査計画(マタス試験，オールコック試験，バルーン閉塞試験の必要性など）を学ぶ．日々の血管撮影では，基本的カテーテル手技や C-arm 操作，ワーキングアングルの決め方，被曝量の低減方法などを十分にマスターする．この際，確実な橈骨動脈アプローチも習熟できるように，エコーやマイクロパンクチャーキットをなるべくルーティンで用いる[7,8]．また，カテーテル内の持続灌流も必ずセットアップし，血栓性合併症を最小限にする配慮を身に付けられるようにしている (図1A)．

血管撮影後のカンファレンスでは，治療のアクセスルートやデバイスの種類，アジュバントテクニックを，上級医の指導を受けながら発表・ディスカッションする．治療時の初期ステップでは，ガイディングカテーテルの安全な誘導や，ステント留置のシミュレーション方法などを学ぶ (図1B)．ここまで習得が済めば，マイクロカテーテルの動脈瘤への誘導，コイルの 1st frame 形成から finishing まで経験値に応じて進めていく．

コイル留置中は主に上級医がマイクロカテーテルの操作をするが，専攻医がコイルを押す感覚に異常を感じるなどの問題があればコイル操作を交代する．こうした手技の様子や術中画像は，一括した画面で共有し，術者へのフィードバックや遠隔地からの指導，術後カンファレンスなどに活用している (図1C)[9]．

血栓回収療法のトレーニング

当科では，閉塞血管や動脈硬化性病変の有無に応じて，使用デバイスと治療プロトコルをあらかじめ定めている．これにより，トレーニング開始間もない専攻医であっても，突然の対応に迷うことなく準備と治療遂行ができる．表1 は当院で活用しているプロトコルの例で，手術室の血栓回収用機材セットとともに配置されている．治療中は，トレー内や手術台の上が血液で汚染され難い手技を心掛けるように指導をしている (図2A, B)．こうした配慮は，血栓性合併症を減らせるだけでなく，時間が経過した場合の集中力低下を防ぐことにもつながると考えている．血栓回収術後は，術中 cone beam CT で出血の有無などをただちに評価し，術後管理に役立てている[10]．

ほかにも日頃から模擬訓練を行っており，脳神経外科医，脳神経内科医，救急医，看護部，放射線技師が，救急室から手術室までの流れをシミュレーションする (図2C, D)．術者のトレーニングになるのはもちろんのこと，コメディカルの知識確認や問題点抽出にも大きく貢献している．実際の治療後は，脳神経内科医や「ストローク・コーディネート・ナース」を交えてカンファレンスを行い，治療内容と術後経過を詳しくフィードバックしている．

VI 血管内治療のトレーニング
❷ 東京慈恵会医科大学脳神経外科での血管内治療トレーニング：フェローシップ制度と医工連携の活用

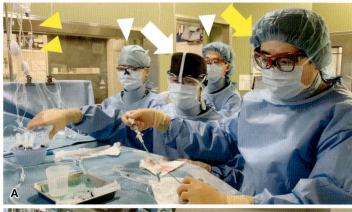

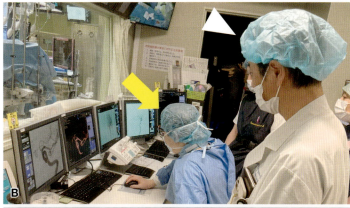

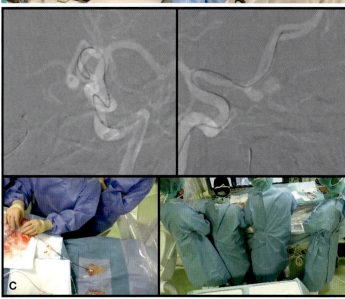

図1 専攻医がフェローシップを通じてトレーニングを受けている場面
A：手術室の風景．専攻医（黄色矢印），上級医（矢印），学生2名（矢頭）と持続灌流セット（黄色矢頭）．
B：操作室内で指導医（矢頭）がワーキングアングルの取り方などを専攻医（黄色矢印）に指導する様子．
C：4画面で手術の様子を一括記録している様子．
X線ライブ画像（上段），手元の様子（左下），手術室全体像（右下）．
※掲載にあたって実際の画像から一部変更あり．

表1 血栓回収術のプロトコルの例

Location		Technique	Sheath	Guiding Catheter	Aspiration	MC	Stent	MGW
Anterior	ICA	Combined	8 Fr Long	バルーン付き A	大口径 D	カテ K	ステント M	ワイヤー P
Anterior	M1	Combined	8 Fr Long	バルーン付き A	大口径 E	カテ K	ステント M	ワイヤー P
Anterior	M2/M3	Combined	8 Fr Long	バルーン付き A	中口径 F	カテ K	ステント N	ワイヤー P
Anterior	ACA	Stent	8 Fr Long	バルーン付き A	大口径 G	カテ K	ステント N	ワイヤー P
Posterior	VA	Combined	7 Fr Short	バルーン無 B	中口径 H	カテ K	ステント N	ワイヤー P
Posterior	BA Trunk	Adapt	7 Fr Short	バルーン無 B	中口径 H	カテ L	—	ワイヤー P
Posterior	PCA	Stent	7 Fr Short	バルーン付き C	小口径 I	カテ K	ステント N	ワイヤー P
ATBI	ICA, M1	Stent waiting	8 Fr Long	バルーン付き A	大口径 J	カテ K	ステント O	ワイヤー P

医工連携を活用したトレーニング

①3D プリンターを用いたトレーニング

これまで当施設では，脳動脈瘤コイル塞栓術のマイクロカテーテルシェイピングに，3D プリンターモデル（3D-Printed Aneurysm Model, Medi-Eng）を活用してきた[11]．昨今ではマイクロガイドワイヤーのシェイピングにも併用している（図3A）．手元のモデルを目安に曲げる角度や距離を定められ，効率よくコツをつかめる[6]．このほか，braided ステントについても，実症例と同じ形状の中空母血管モデルを透視下で用いて，本番さながらにデリバリーと展開を練習できる（図3B）[6]．ステント特有の伸長・短縮を前もって体感が可能で，メリットは大きい．

同様にして，Woven EndoBridge（W-EB，テルモ）留置にも，この技術を応用している．VIA マイクロカテーテル（テルモ）の誘導と，W-EB 留置を実際に近い環境でシミュレーションできる（図3C）[6]．マイクロカテーテルの硬さを実感できるほか，展開開始位置やサイズ決定などにも有用である．

シャント疾患においては，3D プリンターモデルを術前カンファレンスで使用している（図3D）．モデルを多方向から観察することで，解剖学的な理解が簡易化され，摘出術前に塞栓しておきたい血管やシャントポイントへの到達経路を直感的に把握可能である[6,12,13]．ナイダス摘出の際も，塞栓していない feeder やナイダスの曲率をイメージしやすく，ナビゲーションに匹敵，あるいはそれ以上に強力な手術支援となっている[6]．

②ソフトウェアを活用したトレーニング

ステントアシストコイル塞栓術を行う場合，当科でも virtual stent が汎用されている（syngo 3D Aneurysm Guidance Neuro, Siemens Health-care, 図4A）[4,14]．Open cell ステントにおける同ソフトウェアの誤差は小さく，術者の鍛錬には欠かせない[4]．また，ステント留置後は高解像度 cone-

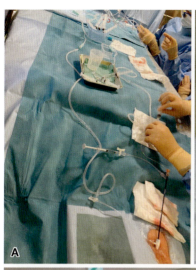
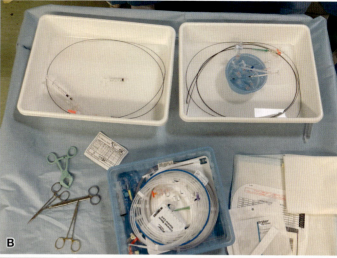
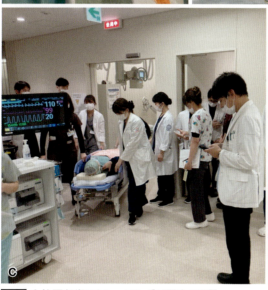
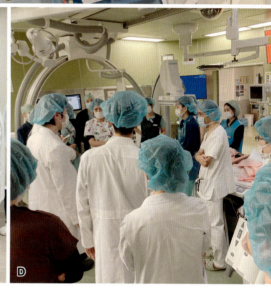

図2 血栓回収術のトレーニングに関する風景
A：治療中の手術台の様子．
B：治療中の器械台の様子．
C：救急室で多職種が携わったシミュレーションの様子．
D：手術室内で模擬患者を用いたシミュレーションの様子．

beam CTのフュージョン画像（syngo 3D/3D Fusion, Siemens Healthcare）を撮影し，留置位置や圧着を詳細に術者へフィードバックしている（**図4B**）[15]．

同様にbraidedステントについても，東京理科大学と開発したソフトウェアを活用してシミュレーションが可能である[1,6,16]．**図4C**は，Pipeline shield（日本メドトロニック）の留置をシミュレーションしている様子である．留置開始位置とステント近位部のランディング部位も予測できて，専攻医にとっては極めて有用な技術といえる．留置後は，高解像度cone beam CTで展開の具合を評価し，必要に応じてstent-plastyを加えるなどしている（**図4D**）[17]．

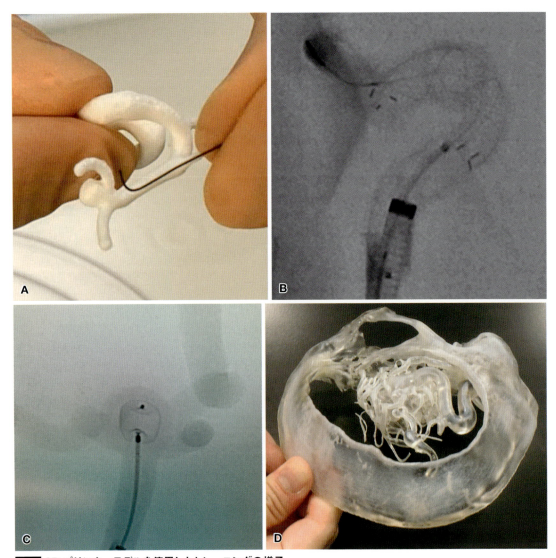

図3 3Dプリンターモデルを使用したトレーニングの様子
A：マイクロガイドワイヤー（Synchro SELECT，日本ストライカー）をモデルに合わせてシェイピングしている様子．
B：透視下にモデル内でステントを展開している様子．
C：透視下にモデル内でWEBを展開している様子．
D：脳動静脈奇形症例の3Dプリンターモデル．

③そのほかのトレーニング

　3Dプリンターやシミュレーションソフトウェアは，開頭手術においても活用ができる．例えばクリップのサイズ選択やバイパス術のレシピエント血管・皮膚切開の検討，脳腫瘍手術のアプローチ確認などである[5,6,18]．また，当施設では，医学生教育にもこの技術を利用し，3次元的な理解の補助や，医工連携の学習に役立てている[19,20]．

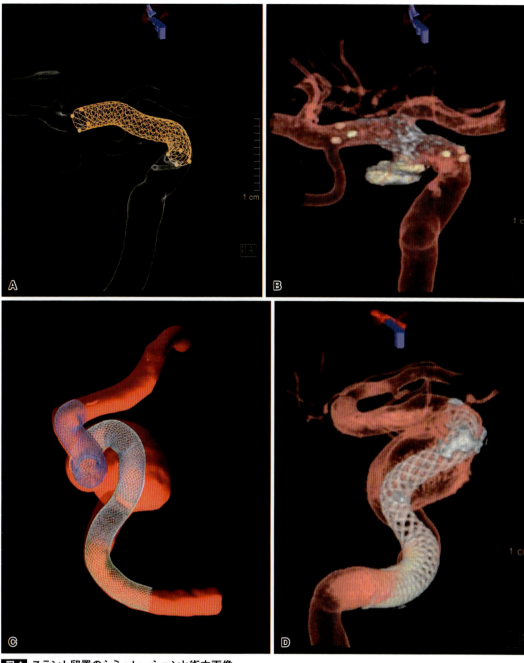

図4 ステント留置のシミュレーションと術中画像
A：内頸動脈瘤に対するステント留置のための virtual stent 画像.
B：Neuroform Atlas（日本ストライカー）を留置後に撮影した高解像度 cone-beam CT 画像.
C：大型内頸動脈瘤に対するフローダイバーター留置のシミュレーション.
D：フローダイバーター留置後の高解像度 cone-beam CT 画像.

おわりに

　当施設で実施している血管内治療専攻医フェローシップ制度と，医工連携を活用した術者のトレーニングについて概説した．一定の期間，フェローというかたちをとおして集中的に訓練期間を設けることは，効率よくスキルを身に着けるうえで重要な方式であると考える．また，この制度に医工連携を取り入れることで，トレーニング効率をさらに高められる効果があると期待している．

文献

1) Fujimura S, et al：Development of a Virtual Stent Deployment Application to Estimate Patient-Specific Braided Stent Sizes. Annu Int Conf IEEE Eng Med Biol Soc：4184-7, 2021

2) Fujimura S, et al：Hemodynamics and coil distribution with changing coil stiffness and length in intracranial aneurysms. J Neurointerv Surg 10：2018

3) Fujimura S, et al：Effect of catheter positions on hemodynamics and coil formation after coil embolization. Annu Int Conf IEEE Eng Med Biol Soc：3397-400, 2017

4) Nishimura K, et al：Accuracy of Length of Virtual Stents in Treatment of Intracranial Wide-Necked Aneurysms. Cardiovasc Intervent Radiol 42：1168-74, 2019

5) Watanabe N, et al：Utility of multi-material three-dimensional print model in preoperative simulation for glioma surgery. J Clin Neurosci 93：200-5, 2021

6) Kato N, et al：Simulation for Endovascular Treatment. No Shinkei Geka 52：263-9, 2024

7) Fuga M, et al：A novel 3-Fr guiding sheath for transradial access in aneurysm embolization：Technical note. Interv Neuroradiol：doi：10.1177/15910199221142093. Online ahead of print, 2022

8) Fuga M, et al：Therapeutic efficacy and complications of radial versus femoral access in endovascular treatment of unruptured intracranial aneurysms. Neuroradiol J 36：442-52, 2023

9) Ishibashi T, et al：Remote neuro-endovascular consultation using a secure telemedicine system：A feasibility study. Surg Neurol Int 13：47, 2022

10) Kato N, et al：Diagnostic performance of intraoperative cone beam computed tomography compared with postoperative magnetic resonance imaging for detecting hemorrhagic transformation after endovascular treatment following large vessel occlusion. J Stroke Cerebrovasc Dis 31：106790, 2022

11) Ishibashi T, et al：Tailor-made shaping of microcatheters using three-dimensional printed vessel models for endovascular coil embolization. Comput Biol Med 77：59-63, 2016

12) Weinstock P, et al：Optimizing cerebrovascular surgical and endovascular procedures in children via personalized 3D printing. J Neurosurg Pediatr 16：584-9, 2015

13) Conti A, et al：3D-Printing of Arteriovenous Malformations for Radiosurgical Treatment：Pushing Anatomy Understanding to Real Boundaries. Cureus 8：e594, 2016

14) Karmonik C, et al：Stent-assisted coiling of intracranial aneurysms aided by virtual parent artery reconstruction. AJNR Am J Neuroradiol 26：2368-70, 2005

15) Yuki I, et al：Combination of high-resolution cone beam computed tomography and metal artefact reduction software：a new image fusion technique for evaluating intracranial stent apposition after aneurysm treatment. BMJ Case Rep 12：e230687, 2019

16) Kan I, et al：A Novel Braided Stent With Customized Simulation Software for Treatment of Intracranial Aneurysms：Multicenter Prospective Trial Before Unrestricted Clinical Application. Oper Neurosurg (Hagerstown) 26：180-7, 2024

17) Kato N, et al：Flow Diverter Apposition in Patients with Large or Giant Intracranial Aneurysms Evaluated on Three-Dimensional Fusion Images Acquired by High-Resolution Cone-Beam Computed Tomography and Digital Subtraction Angiography. World Neurosurg 147：e388-95, 2021

18) Watanabe N, et al：Real Stiffness and Vividness Reproduction of Anatomic Structures Into the 3-Dimensional Printed Models Contributes to Improved Simulation and Training in Skull Base Surgery. Oper Neurosurg (Hagerstown) 24：548-55, 2023

19) 久村和香　ほか：医工連携・イノベーション・IT活用を視野に入れた脳神経外科学講座が取り組む学生教育指導の概要と医学生視点からの評価（報告）．東京慈恵会医科大学雑誌 138：33-9，2023

20) Murayama Y, et al：Innovation in Neurosurgery：Intellectual Property Strategy and Academia/Industrial Collaboration. Neurol Med Chir (Tokyo) 56：569-73, 2016

VI 血管内治療のトレーニング

3 >> 兵庫医科大学 脳神経外科での 血管内治療トレーニング： 体外でのトレーニングと 実臨床でのトレーニングを 組み合わせる

白川 学　兵庫医科大学 脳神経外科
吉村紳一　兵庫医科大学 脳神経外科

POINT

>> 穿刺技術を習得する.

>> デバイスを適切に準備する.

>> Off the job トレーニング後に，on the job トレーニングとして
脳血管撮影でカテーテル操作を学ぶ.

>> 自分の考えていることをできる限り声に出しながら手技を行う.

>> 止血デバイスについても体外で何度も練習し，
使用方法を完全に覚える.

はじめに

　脳血管内治療のトレーニングにも"off the job ト
レーニング"と"on the job トレーニング"があり，
どちらも重要ではあるが，on the job トレーニング
でしか得ることのできないテクニックもある. した
がって，当科では脳血管内治療の on the job ト
レーニングとして血管撮影に重きを置いている.
脳血管内治療の基本テクニックには，穿刺，デバ
イス準備，カテーテル操作，そして止血操作があ

る. それらのテクニックは血管撮影にすべて含ま
れていると考えており，血管撮影で基本手技を十
分にトレーニングした後に実際の脳血管内治療で
のトレーニングが開始される.

　本稿では，当科で行っている，①穿刺技術，②
デバイス準備，③カテーテル操作，④止血操作の
4段階に分けてトレーニング法を解説する.

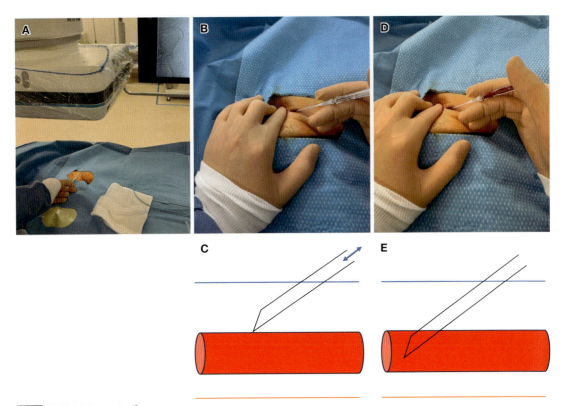

図1 穿刺のトレーニング
A：穿刺部位を確認．B, C：針の先端で血管壁の拍動を確認．D, E：拍動を確認後に前壁穿刺．

穿刺技術

　穿刺技術を習得することはとても重要である．穿刺技術に習熟せずに脳血管内治療をはじめると，穿刺部合併症の頻度が増加し，治療成績も低下すると考えられる．また近年，橈骨動脈アプローチ用のデバイスが開発され，治療件数が増加していくことを考慮し，当科では，診断目的の血管撮影は全例遠位橈骨動脈穿刺を第一選択とし，エコーガイド下での穿刺を行っている．エコーガイド下の穿刺技術は橈骨動脈以外でも有用である．当院における穿刺技術のトレーニング方法を説明する．

①大腿動脈穿刺

　大腿動脈においては，前壁穿刺を心がけるように指導している．穿刺針で動脈の拍動を感じた後に動脈壁を貫くことを目標としている．左手の指先で拍動を確認し，前壁・後壁ともに穿刺する方法は多くの場合，技術的に容易であるが，対象動脈が深部に位置する場合や動脈壁が硬い症例では拍動が触れにくいことが多い．そのため，穿刺針で動脈の拍動を感じるテクニックを習得したほうが，深部血管でも穿刺が容易となり，前壁穿刺を行える確率も高くなる（図1）．

②（遠位）橈骨動脈穿刺

　（遠位）橈骨動脈アプローチにおいては，穿刺の際に血管攣縮を起こすと，その後の操作が困難となるため，1回で穿刺を行えることが理想である．エコーを用いた穿刺に慣れることでトラブルは減少すると考えられるため，血管撮影時でもガイド下に穿刺するよう指導している．橈骨動脈では前壁穿刺にこだわらず，前後壁を確実に貫くように指導している（図2）．

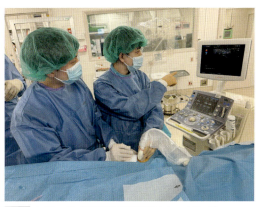

図2 エコーガイド下での穿刺のトレーニング（橈骨動脈穿刺）

デバイスの準備

デバイスを適切に準備することで治療の成功率は上がり，合併症を予防することができる．よりよい準備のためには手術方法をしっかり把握する必要がある．当科では，まずチーム内で術前計画を立て，カンファレンスでのディスカッションの結果を踏まえて，治療方針が決定される．これをもとに手術直前に全デバイスを担当医が準備し，上級医が確認するシステムを取っている．これによってデバイス準備の間違いが減少し，スムーズな治療につながると考えている（図3）．

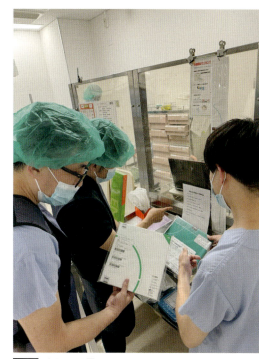

図3 確認の風景

カテーテル操作

①基本的なカテーテル操作の習得

医局内に血管モデル（EVE〔ファインバイオメディカル〕と HEARTROID〔JMC corporation〕）が常設されており，いつでも練習できる環境になっている．EVE を用いて大動脈弓部経由で目的血管にカテーテルを誘導することから開始し，その後，ガイディングカテーテルとマイクロカテーテルを誘導するトレーニングを行う（図4）．

②血管撮影

トレーニング後に，on the job トレーニングとして，脳血管撮影でカテーテル操作を学ぶ．手技は必ず上級医の指導下で行い，できる限り検査を完遂できるように指導している．修練医が同じ手技に2度失敗した場合には指導医がアシストし，その後の操作は再度修練医自身が行うようにしている．血管撮影を少なくとも50例以上の経験を積んだ修練医が，次のステップである脳血管内治療でのカテーテル操作についてトレーニングを行う．

③脳血管内治療

まず，off the job トレーニングで，デバイスの使用法を習得することが最初のステップとなる．一方で，実臨床においても上級医の指導下でデバイスのプレパレーションを行いながら使用法を習得していく．1年間に2回，デバイスセミナーを開催し，そこで人工血管モデルを用いて各デバイスの使用法を学べるようにしている（図5）．

最初にかかわる手術としては血栓回収療法や頸動脈ステント留置術などが適している．この2つはカテーテルの基本操作とデバイスの使用法が習得できていれば実施できるためである．次のス

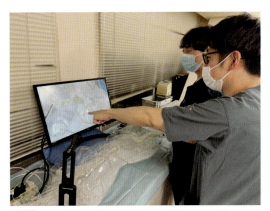

図4 EVEを用いた off the job トレーニング

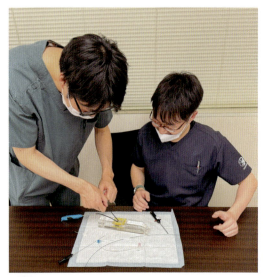

図5 止血デバイスの off the job トレーニング

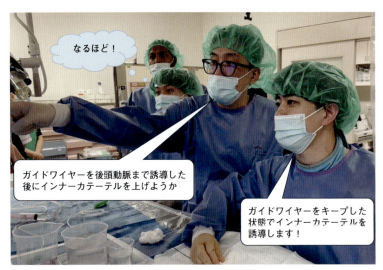

図6 手術中のトレーニング風景

テップとして外頸動脈系の塞栓術を行い，その後，最後のステップとして脳動脈瘤および脳動静脈奇形の塞栓術を行う．

手技中はできる限り自分の考えていることを声に出してもらっている．例えば，「マイクロカテーテルは少し押しつつ，マイクロガイドワイヤーを抜いています」「マイクロカテーテルが動脈瘤壁に近いので，軟らかいコイルで詰め戻ります」などである（図6）．

これにより，指導医や助手が状況を適切に判断し，指導できるようになる．治療後は，どの部分の手技ができなかったのか，どのデバイスの使用法が未熟であったかを手術ビデオをみながら振り返りを行うように指導している．特に合併症につながるようなミスをした症例では，ミスの原因と予防法をまとめて発表するようにしており，他チームのメンバーも学べるようにしている．

止血操作

最近では止血デバイスを使用することが一般的である．本デバイスについても体外で何度も練習し，使用方法を完全に覚えてから用いるように指導している．また，大腿動脈穿刺部後の仮性動脈瘤形成時や術後出血を来した際は，指導医とともにエコー下での圧迫を行う．ドプラでモニタリングしながら行うため，圧迫の強さの程度を大腿動脈の血流をみながら決定することができるため，よいトレーニングになると考えている．

おわりに

基本テクニックの習得には，体外でのトレーニングと実臨床でのトレーニングを組み合わせる方法が最適と考えている．本稿が読者の技術向上に寄与できれば幸いである．

VI 血管内治療のトレーニング

❸ 兵庫医科大学脳神経外科での血管内治療トレーニング：体外でのトレーニングと実臨床でのトレーニングを組み合わせる

索引

A

anchoring technique ································ 24
Angioseal ··· 39
ASAHI CHIKAI ············ 21, 76, 131, 162, 189
aspiration catheter ······························· 58
AVM ·· 160, 222
Axcelguide MSK/Stiff-J ························· 24
AXS Catalyst 6 ··································· 76
AXS Offset ·· 60
AXS Vecta 71 ····································· 81

C

CAPTIVE法 ·· 71
carotid artery stenting（CAS）··········· 149, 222
Carotid Wallstent Monorail ·················· 152
CASPER Rx ······································ 152
　　──の有効長 ······························· 153
closed cellステント ······························ 15
combined technique ························ 67, 202
contact aspiration ······························· 65

D

DeFrictor Nano Catheter ················ 163, 189
distal balloon protection ····················· 151
distal filter protection ························· 151
dual layer stent ································· 152

E

embolic protection device ···················· 151
EVE ··· 227, 241
Excelsior SL-10 ······· 81, 90, 98, 105, 115, 121, 197
Exsoseal ·· 39

F

floating technique ······························· 24
Flow Diverter ·································· 125
flow-directed type ······························ 196
flow-guided navigation ························ 196
FRED ·· 126

H・J

Headway 21 ································ 110, 121
HEARTROID ···································· 241
jailing法 ··· 110

L・M

ledge effect ······································ 62
LVIS ·· 110, 121
Magic Catheter ································· 189

N

N-butyl-2-cyanoacrylate（NBCA）······· 167, 170, 191
Neuro-EBU ······································ 24
Neuroform Atlas ················· 99, 105, 115, 121

O

Onyx ·· 165, 196
open cellステント ······························· 151
OPTIMO EPD ·························· 49, 76, 139
over-the-wire navigation ······················ 196

P

Perclose ProStyle ······························· 39
Pipeline Flex ···································· 126
PRECISE PRO RX ······························ 152
Protégé RX Carotid Stent System ············ 152
proximal protection ···························· 151
PTAバルーン ···································· 137
　　──のスペック ····························· 138

S

SAVE法 ··· 72
Scpeter C ··· 81
stent retriever ···································· 46
Surpass Evolve ·································· 126
Surpass Streamline ···························· 126

T

Target 360 ································ 101, 107
TEMPO ·· 182
trans-cell法 ····································· 101

245

transradial approach ································· 24
transbrachial approach ···························· 26
Trevo ·································· 52, 76, 77

V・W

Verify Now ······································ 128
VIST ·· 227
Wingspan Stent System ···················· 136
　　——のスペック ···························· 138
Wire compression法 ··························· 23

あ

アスピレーションカテーテル ·················· 58
圧迫帯 ·· 38
追い越し法 ······································ 22

か

加圧灌流ライン ································· 15
ガイディングカテーテル ·············· 21, 199
ガイディングシース ··························· 200
仮性動脈瘤形成 ································· 29
　　——のリスク因子 ························· 30
吸引カテーテル ····················· 69, 205
吸収性局所止血剤 ····························· 39
虚血性合併症 ··································· 211
頸動脈ステント留置術 ······················ 149
血小板機能測定 ································· 18
血栓回収療法 ··············· 46, 58, 67, 74
コイル塞栓術 ················· 79, 88, 203
後腹膜出血 ······································ 30
　　——の危険因子 ··························· 31
後方循環 ·· 74

さ

止血デバイス ·························· 33, 38
シモンズ型ガイディングカテーテル ········· 24

出血性合併症 ·························· 31, 208
頭蓋外血管狭窄 ································ 149
頭蓋内血管狭窄 ································ 136
ステントアシストテクニック ················· 96
ステントリトリーバー ············ 46, 67, 205
脊椎脊髄シャント疾患 ······················ 181
セットアップ ···································· 10
穿刺部合併症 ···································· 29

た

大腿動脈アプローチ ··························· 19
大腿動脈穿刺 ·························· 28, 240
ダブルステントテクニック ·················· 114
中間カテーテル ············· 130, 172, 201
超音波エコーガイド下穿刺 ··················· 31
直接穿刺法 ······································ 27
橈骨動脈穿刺 ·································· 240

な

脳梗塞 ······················ 46, 58, 67, 74
脳腫瘍塞栓 ····································· 170
脳動静脈奇形 ·································· 160
脳動脈瘤 ···················· 79, 88, 125, 203

は

バルーンPTA ·································· 144
バルーンアシストテクニック ················· 88
非吸収性縫合糸セット ························· 39
フローダイバーター ··················· 125, 198
放射線防護 ······································ 10

ま・や・ら

マイクロカテーテル ·························· 202
用手圧迫法 ······································ 35
ロードマップガイド下穿刺 ··················· 33

脳血管内治療の基本テクニック－コマ送り解説で知識と技術が結びつく

2024年10月5日発行　第1版第1刷

編　集　堀江　信貴

発行者　長谷川　翔

発行所　株式会社メディカ出版
　　　　〒532-8588
　　　　大阪市淀川区宮原3－4－30
　　　　ニッセイ新大阪ビル16F
　　　　https://www.medica.co.jp/

編集担当　奥村弥一

編集協力　松澤玲子

装　　幀　有限会社ティオ　大石花枝

本文イラスト　谷村圭吾

印刷・製本　三報社印刷株式会社

© Nobutaka HORIE, 2024

本書の複製権・翻訳権・翻案権・上映権・譲渡権・公衆送信権（送信可能化権を含む）は、（株）メディカ出版が
保有します。

ISBN978-4-8404-8528-9　　　　　　　　　　　　　　　　　Printed and bound in Japan

当社出版物に関する各種お問い合わせ先（受付時間：平日9：00～17：00）
●編集内容については、編集局 06-6398-5048
●ご注文・不良品（乱丁・落丁）については、お客様センター 0120-276-115